XINSHENGER CHANGJIAN JIBING
HULI JI GAUNLI SHOUCE

新生儿常见疾病
护理及管理手册

主编 黄 希 杨栗茗

四川科学技术出版社

图书在版编目（CIP）数据

新生儿常见疾病护理及管理手册/黄希，杨栗茗著主编.—成都：四川科学技术出版社，2022.1

ISBN 978－7－5727－0458－1

Ⅰ.①新⋯ Ⅱ.①黄⋯ ②杨⋯ Ⅲ.①新生儿疾病－护理－手册 Ⅳ.①R473.72－62

中国版本图书馆 CIP 数据核字（2022）第 012332 号

新生儿常见疾病护理及管理手册
XINSHENGER CHANGJIAN JIBING HULI JI GUANLI SHOUCE

黄希　杨栗茗　主编

出 品 人	程佳月
责任编辑	杜　宇
助理编辑	王星懿
封面设计	夏　霞
责任出版	欧晓春
出版发行	四川科学技术出版社
	成都市锦江区三色路 238 号　　邮政编码　610023
	官方微博：http://e.weibo.com/sckjcbs
	官方微信公众号：sckjcbs
	传真：028－86361756
成品尺寸	130mm×185mm
印　　张	7.5　　字　数 150 千字
印　　刷	四川机投印务有限公司
版　　次	2022 年 1 月第一版
印　　次	2022 年 1 月第一次印刷
定　　价	28.00 元

ISBN 978－7－5727－0458－1

邮　　购：成都市锦江区三色路 238 号新华之星 A 座 25 层　邮政编码：610023
电　　话：028－86361758

编委会名单

主　　编　黄　希　杨栗茗

副 主 编　李颖馨　陈　琼　张秀娟

编委成员　胡艳玲　李小文　黄　益　周　洁

　　　　　李　敏　徐　静　史泽瑶　郭雪梅

　　　　　曹潇逸　闫地瑞　颜　静

绘　　图　贺兰殷子　陈　菲　张凯翔　黄智杰

目 录

第一章 呼吸系统 ………………………………………… 1

第一节 新生儿常压氧疗 ………………………………… 1

第二节 无创辅助通气 …………………………………… 3

第三节 有创机械通气 …………………………………… 8

第四节 新生儿呼吸窘迫综合征 ……………………… 15

第五节 新生儿肺炎 ……………………………………… 19

第六节 新生儿胎粪吸入综合征 ……………………… 22

第七节 新生儿气漏综合征 …………………………… 25

第八节 呼吸衰竭 ………………………………………… 27

第九节 新生儿持续肺动脉高压 ……………………… 29

第十节 新生儿肺出血 ………………………………… 32

第十一节 新生儿支气管肺发育不良 ……………… 34

第二章　神经系统 ································· 38

第一节　新生儿颅内出血 ··················· 38

第二节　新生儿缺氧缺血性脑病 ··········· 46

第三节　新生儿惊厥 ························· 49

第四节　新生儿神经系统常用药物 ········· 52

第三章　心血管系统 ····························· 54

第一节　胎儿循环与新生儿循环 ··········· 54

第二节　先天性心脏病 ····················· 57

第三节　休克 ······························· 71

第四节　心力衰竭 ··························· 74

第五节　心血管系统常用药物 ············· 77

第四章　消化系统 ······························· 80

第一节　新生儿坏死性小肠结肠炎 ········· 80

第二节　先天性巨结肠 ····················· 85

第三节　先天性膈疝 ························· 88

第四节　食管闭锁和气管食管瘘 ··········· 92

第五章　常见产伤性疾病 ························· 97

第一节　头皮水肿 ··························· 97

第二节　头颅血肿 …………………………………………… 98

第三节　帽状腱膜下血肿 …………………………………… 99

第四节　锁骨骨折 …………………………………………… 101

第六章　常见外科疾病 ………………………………… 103

第一节　神经管畸形——脊柱裂 ………………………… 103

第二节　腹裂 ………………………………………………… 109

第三节　脐膨出 ……………………………………………… 113

第七章　输血及血液制品管理 ……………………… 118

第一节　相关知识概述 ……………………………………… 118

第二节　常见血液及输注要求 …………………………… 121

第三节　血液输注流程 ……………………………………… 124

第四节　其他常见血液制品 ………………………………… 125

第五节　输血反应及应急预案 …………………………… 127

第八章　新生儿黄疸 ………………………………… 129

第一节　新生儿胆红素代谢 ………………………………… 129

第二节　新生儿高胆红素血症 …………………………… 132

第三节　新生儿溶血病 ……………………………………… 136

第四节　新生儿母乳性黄疸 ………………………………… 139

第五节　新生儿光照疗法 ……………………… 141

第六节　新生儿换血疗法 ……………………… 145

第七节　新生儿黄疸常用药物 ………………… 150

第九章　新生儿急救管理 ………………… 152

第一节　抢救物资管理制度 …………………… 152

第二节　抢救车药品与物资配置 ……………… 154

第三节　简易呼吸器 …………………………… 158

第四节　T 组合复苏器 ………………………… 160

第五节　新生儿复苏 …………………………… 164

第十章　感染性疾病 …………………… 171

第一节　呼吸道合胞病毒感染 ………………… 171

第二节　新生儿败血症 ………………………… 173

第三节　先天性梅毒 …………………………… 176

第四节　新生儿肠道病毒感染 ………………… 181

第十一章　院感防控 …………………… 187

第一节　新生儿医院感染相关知识 …………… 187

第二节　新生儿科感染管理小组 ……………… 191

第三节　新生儿科感染管理防控制度 ………… 194

第四节　新生儿呼吸机相关性肺炎的防控管理 …… 197

第五节　新生儿科导管相关血流感染的防控管理 ……

………………………………………………………… 198

第六节　新生儿科多重耐药菌院感防控管理 ……… 201

第七节　防护等级及隔离防护服穿脱流程 ………… 205

附件 …………………………………………………… 215

主要参考文献 ………………………………………… 225

呼吸系统

第一节　新生儿常压氧疗

(一)氧疗的方法

1. 给氧指征:临床上有呼吸窘迫的表现,或吸入空气时动脉血氧分压(PaO_2)<50 mmHg。

2. 给氧方法

(1)鼻导管给氧:氧流量 0.3～0.6 L/min,初始吸入氧浓度(FiO_2)<0.4,10～20 min 根据 PaO_2 和经皮血氧饱和度($TcSO_2$)调整。

(2)面罩给氧:氧流量为 1～1.5 L/min,可与雾化吸入同时进行,使用时需防止鼻梁部及面部压伤。

(3)头罩给氧:氧流量为 5～8 L/min,初始 FiO_2<0.4,10～20 min 根据 PaO_2 和 $TcSO_2$ 调整,使用时注意头部保暖。

3. 给氧浓度:理想目标是维持患儿的 PaO_2 在 50～80 mmHg(早产儿 50～70 mmHg)为宜。①建议早产儿在出生后早期(4周以内)目标血氧饱和度(SpO_2)维持在90%～95%,后期(4周后)维持在93%～95%,同时应避免缺氧和高氧的频繁发生;②支气管肺发育不良(BPD)患儿建议在校正胎龄32周前的目标SpO_2以90%～94%为宜,中度和重度BPD(sBPD)(校正胎龄36周或出院时$FiO_2 \geqslant 0.30$或需要正压通气及机械通气的患儿)建议目标SpO_2维持在92%～95%;③怀疑肺动脉高压(PPHN)的患儿建议目标SpO_2维持在>93%,确诊者目标SpO_2维持在>95%,为避免高氧损害,也可将目标SpO_2维持在92%～94%。

(二)护理

1. 观察要点

(1)生命体征:尤其是心率变化情况、SpO_2、呼吸等。

(2)监测通气功能:动脉血二氧化碳分压($PaCO_2$)或经皮二氧化碳分压($TcPCO_2$)等。

(3)氧疗效果的观察:吸氧后呼吸困难改善情况、皮肤颜色、毛细血管再充盈时间、SpO_2。

(4)氧疗副作用:肺泡损伤、毛细血管漏、水肿、炎症、纤维化,可能引起早产儿视网膜病变(ROP)及BPD。

(5)用氧安全管理:①严格掌握氧疗指征;②知情同意;③根据病情选择合适的吸氧方式及吸入氧浓度,随时调整方案;④密切监测FiO_2、PaO_2及$TcSO_2$(通过氧浓度检测仪、经皮氧分压监测仪、血气分析仪、心电监护仪或脉搏氧饱和度仪进行监测）；⑤远期追踪，行眼底检查（间接检眼镜检查或广域眼底成像技术）。

2. 保持呼吸道通畅，及时清理呼吸道分泌物。

（1）对吸入气体进行湿化：加温湿化、雾化吸入。

（2）胸部物理治疗：翻身、拍背、吸痰等。

3. 一般护理：维持中性温度，识别和处理疼痛，减少刺激，减少机体氧耗。

第二节　无创辅助通气

（一）无创正压通气

1. 定义：无创正压通气是指通过鼻塞、鼻罩等无创手段连接患儿与呼吸机进行通气的方式。

2. 工作原理：指在自主呼吸条件下，经鼻塞或鼻罩等方式提供一定的压力水平，呼吸机通过一定的吸气压力，在吸气相产生持续的正压气流；呼气相时，呼气的活瓣系统对呼出气也给予一定的阻力，使呼吸气相的气道压均高于大气压，整个呼吸周期内气道压力持续维持高于大气压的通气方式。作用原理主要包括以下几个方面：①增加功能残气量，改善氧合；②维持上气道开放，降低气道阻力；③减少呼吸做功，稳定胸壁，改善膈肌功能；④防治呼气末肺泡萎陷等。

3. 适应证

基本条件:有自主呼吸,气道结构完整通畅,生命体征相对稳定。

(1)有自主呼吸的极早产儿(出生胎龄 25~28 周),产房早期预防性应用。

(2)可能发生呼吸窘迫综合征(Respiratory Distress Syndrome,RDS)的高危新生儿。

(3)RDS 患儿应用肺表面活性物质(Pulmonary Surfactant,PS),拔除气管导管后呼吸支持。

(4)鼻导管、面罩或头罩吸氧时,当 $FiO_2 > 0.30$ 时,$PaO_2 < 50$ mmHg 或 $TcSO_2 < 0.90$。

(5)早产儿呼吸暂停。

(6)在常频或高频机械通气撤机后,出现明显的吸气性三凹征和(或)呼吸窘迫。

4. 禁忌证

(1)无自主呼吸。

(2)呼吸困难进行性加重,不能维持氧饱和度($FiO_2 > 0.40$,$PaO_2 < 50$ mmHg),$PaCO_2 > 60$ mmHg,pH 值 < 7.25。

(3)先天畸形:①先天性膈疝、气管－食管瘘、后鼻孔阻塞、腭裂;②心血管系统不稳定,如低血压、心功能不全、组织低灌注等;③中枢性呼吸暂停;④肺气肿、气胸、上气道损伤或阻塞;⑤消化道大出血、严重腹胀;⑥鼻黏膜、口腔、面部受损。

(二)常见无创通气模式

见表1-2-1。

表1-2-1 常见无创通气模式对比

	高流量湿化鼻导管氧疗（Humidified High Flow Nasal Cannula，HHFNC）	经鼻持续正压通气（Nasal Continuous Positive Airway Pressure，nCPAP）	双水平气道正压通气（Bi-level Positive Airway Pressure，BiPAP）
定义	通过无须密闭的双侧鼻塞导管输入经过加温湿化的空氧混合气体	在自主呼吸条件下，提供一定的压力水平，使整个呼吸周期气道均保持正压的通气方式	是一种无创通气条件下的流量触发型压力支持通气模式，吸气相提供高压水平相当于压力支持（PSV），呼气相提供低压水平，相当于呼吸末正压
参数设定	气体流量为2～8 L/min；FiO_2：0.21～0.50	呼气末正压（PEEP）：通常为3～8 cmH_2O，一般不超过8 cmH_2O；FiO_2：初始设为0.21～0.40	吸气峰压（PIP）：8～10 cmH_2O，高压水平维持时间为0.5～1.0 s，压力转换频率为10～30次/分；PEEP：4～6 cmH_2O；高、低压差距≤4 cmH_2O；FiO_2：设为0.21～0.40；吸气时间0.3～0.5 s；呼吸频率：25～40次/分
优缺点	优点：加温加湿，避免鼻损伤和腹胀 缺点：压力不能监测，易引起肺损伤	—	优点：①无须建立人工气道，保留上呼吸道的加温、湿化功能；②可设定额外的压力支持使潮气量或每分通气量增加，通气效果优于nCPAP；③可用于呼吸机撤离时的过渡，降低再次插管的发生率

	高流量湿化鼻导管氧疗（Humidified High Flow Nasal Cannula，HHFNC）	经鼻持续正压通气（Nasal Continuous Positive Airway Pressure，nCPAP）	双水平气道正压通气（Bi-level Positive Airway Pressure，BiPAP）
撤离指标	流量降至 2 L/min，FiO_2＜0.25 时可考虑撤离	FiO_2＜0.30，PEEP＜5 cmH_2O，FiO_2≤0.25 时，临床稳定，无呼吸暂停和心动过缓，无 $TcSO_2$ 降低，呼吸做功未增加可考虑撤离	当患儿病情趋于稳定后，PIP 降至 6 cmH_2O、PEEP 降至 4 cmH_2O、压力转换频率 15 次/分、FiO_2＜0.30 时，患儿无呼吸暂停及心动过缓，无 $TcSO_2$ 下降时可考虑撤离
注意事项/并发症	①提供的气体应接近或达到正常气管内湿化后的效果（37℃，湿度100%）；②鼻导管插入端外径为鼻孔大小的50%，外径过大存在产生过高压力的风险；③不推荐应用于极早产儿的 RDS 的初始治疗	①通气期间注意监测呼吸管路的密闭性，保证压力达到预设值，并保持稳定；②无创通气期间患儿可吞入较多空气，导致胃扩张，可留置胃管，定时抽出残留气体，必要时可保持胃管持续开放；③双侧鼻塞通气效果要优于单侧鼻导管，一般推荐双侧鼻塞，应根据患儿体重选择合适的鼻塞；④使用时需注意预防鼻黏膜、鼻中隔损伤；⑤由于 BiPAP 比 nCPAP 多了一个高压，发生腹胀、气漏的风险增加，因此需要根据患儿病情及时调整高压水平，并密切监测胃肠道及肺部情况，避免患儿剧烈哭闹 并发症：鼻中隔损伤、腹胀、肺过度扩张、心排出量降低、CO_2 潴留、气漏综合征等	

（三）无创辅助通气的护理

主要包括以下四个方面：①呼吸机管路护理；②注意鼻部保护；③体位管理；④评估/气道管理。具体详见表 1-2-2。

表 1-2-2　无创辅助通气的护理

护理措施类别	护理措施
呼吸机管路护理	①参数设置正确并已确认 ②湿化罐内湿化水量维持于上下限之间 ③湿化器温度合适 ④及时处理冷凝水 ⑤双水平正压通气的排气管置于暖箱外 ⑥管路没有牵拉患儿面部和鼻部 ⑦管路无打折/无挤压 ⑧呼吸机管路低于患儿鼻部 ⑨尽量减少管道的移动,以防止污染的冷凝水反流至患儿的肺部 ⑩在给患儿翻身前,首先处理管道积水,翻身后重新将管路放置妥当 ⑪若有积水杯,应处于最低位置,要求低于湿化器和患儿气道口水平
注意鼻部保护	①鼻塞或面罩尺寸合适 ②鼻塞或面罩安置正确(三边牵拉力量均衡) ③依据患儿头围大小,选择合适尺寸的帽子 ④帽子佩戴牢固,松紧适宜,不压迫头面部 ⑤鼻中隔使用水胶体敷料,如果有潮湿或分泌物应每天或8小时更换一次 ⑥评估鼻部皮肤完整性的情况:有无发红、肿、淤血、破损等 ⑦评估耳部、枕后皮肤完整性,预防压伤
体位管理	①仰卧(或者侧卧):头部处于"吸气位"(即鼻和肚脐在一条线上,颈部如果扭曲则表示不是鼻吸气体位) ②俯卧位:将患儿正确放置在枕头上,膝盖适当对齐,预防体位性关节损伤

续表

护理措施类别	护理措施
评估/气道管理	(1)呼吸评估 ①评估呼吸情况,了解呼吸困难有无缓解,查看 SpO_2、HR、RR、FiO_2 ②听诊和评估呼吸音:双肺呼吸音是否一致,有无湿啰音、痰鸣音 (2)完成护理 ①经口鼻吸痰:依据患儿病情需要吸痰,必要时可增加吸痰频次(每2～4 h一次);经鼻使用6号吸痰管,口咽部使用8号吸痰管 ②每日更换鼻贴和温生理盐水清洗鼻腔,同时评估鼻部皮肤情况,有红、肿等皮损时可用鱼肝油外涂;有皮肤破损溃烂时可加用生长因子促进恢复 (3)口腔护理:温生理盐水做好深部口腔护理,可预防阻塞性呼吸异常的发生 (4)置开放式胃管,定期排气

第三节 有创机械通气

(一)气管插管

1. 插管方式:经口、经鼻。

2. 导管的选择:2.5＃、3.0＃、3.5＃、4.0＃,管径(mm)＝[体重(kg)/2]＋2。

3. 舌片选择:超早产儿00＃、早产儿0＃、足月儿1＃。

4. 插管深度

(1)方法一:鼻中隔到耳屏长度+1 cm。

(2)方法二:体重(kg)+6 cm。

(3)方法三:根据胎龄确定气管导管插入长度,见表1-3-1。

表1-3-1　不同胎龄新生儿气管导管插入长度

胎龄/周	插入深度/cm 导管尖端至唇距离	新生儿体重/g
23～24	5.5	500～600
25～26	6.0	700～800
27～29	6.5	900～1 000
30～32	7.0	1 100～1 400
33～34	7.5	1 500～1 800
35～37	8.0	1 900～2 400
38～40	8.5	2 500～3 100
41～43	9	3 200～4 200

(二)有创机械通气

1. 常频机械通气与高频机械通气对比:见表1-3-2。

表1-3-2　常频机械通气与高频机械通气对比

	常频机械通气 (Conventional Mechanical Ventilation,CMV)	高频机械通气 (High-Frequency Ventilation, HFV)
工作原理	压力限制—时间转换—持续气流为CMV的主导模式	高频率主动送气,小潮气量(<解剖无效腔)快速叠加,提供持续张力维持肺容积增加

	常频机械通气 (Conventional Mechanical Ventilation,CMV)	高频机械通气 (High-Frequency Ventilation, HFV)
应用指征	(1)频繁的呼吸暂停,经药物或 CPAP 干预无效 (2)NRDS 患儿需使用 PS 治疗时 (3)$FiO_2 > 0.6$,$PaO_2 < 60\ mmHg$ 或 $TcSO_2 < 85\%$(紫绀型先天性心脏病除外) (4)$PaCO_2 > 60\ mmHg$,伴有持续性酸中毒(pH 值<7.2) (5)全身麻醉的新生儿	尚无统一标准,常用于 CMV 失败后的补救性治疗 (1)肺气漏综合征:如气胸、间质性肺气肿、支气管胸膜瘘等 (2)先天性疾病:如膈疝、肺发育不良、严重胸廓畸形 (3)持续性肺动脉高压:特别是需联合吸入 NO 者 (4)严重的非均匀性改变的肺部疾病,如胎粪吸入综合征、重症肺炎 (5)足月儿严重肺疾病应用体外膜肺氧合(ECMO)前最后尝试 (6)早产儿 RDS:在 CMV 失败后可作为选择性应用,也可作为首选
常用模式	(1)间歇指令通气(Intermittent Mandatory Ventilation,IMV),又称间歇正压通气(IPPV):以预设频率、压力和吸气时间对患儿施以正压通气,两次正压通气之间则允许患儿在 PEEP 的水平上进行自主呼吸 (2)同步间歇指令通气(Synchronized Intermittent Mandatory Ventilation,SIMV):患儿吸气时,触发呼吸机以预设参数进行通气 (3)辅助—控制通气(Assist/Controlled Ventilation,A/C),又称同步间歇正压通气:辅助	(1)高频喷射通气(High Frequency Jet Ventilation,HFJV):是高压气源通过小孔射气管,以高频率提供潮气量而实现,所提供的潮气量可大于或小于解剖无效腔,呼气模式是被动的。HFJV 可与 CMV 模式同时使用 (2)高频气流阻断通气(High Frequency Flow Interrupter Ventilation,HFFIV):是通过间歇阻断高压气源,以高频率提供较小潮气量而实现,所提供的潮气量大于或小于解剖无效腔,呼气模式也是被动的

常频机械通气 (Conventional Mechanical Ventilation，CMV)	高频机械通气 (High-Frequency Ventilation，HFV)
常用模式　通气与控制通气相结合，患儿无自主呼吸时，将完全依赖控制通气；有自主呼吸时，机械通气辅助频率与自主呼吸的频率相同 (4)压力支持通气(Pressure Support Ventilation，PSV)：是一种压力限制、流量切换、患儿自主呼吸触发的通气模式，患儿自主呼吸时给予压力辅助，当吸气流量降至25%时，吸气终止转为呼气 (5)SIMV＋PSV：多联合使用	(3)高频振荡通气(High Frequency Oscillation Ventilation，HFOV)：在目前新生儿 HFV 中使用频率最高。与其他模式不同的是，HFOV 呼气模式是主动的，所提供的潮气量一般小于解剖无效腔
主要参数　尚无统一的标准，动脉血气分析是评价参数是否适宜的金标准 常见疾病机械通气初调参数见表1－3－3	根据疾病种类、呼吸机类型、患儿体重等初调参数： (1)平均气道压力(MAP)：初调6～8 cmH₂O，当 FiO₂＞0.4 时，缓慢增加(每次1～2 cmH₂O)以达到持续肺扩张、TcSO₂＞95%所需压力；若从 CMV 过渡到 HFV，MAP 应高于 CMV 时2～3 cmH₂O (2)吸气时间百分比：33% (3)频率：10～15 Hz，体重越小，设置频率越高 (4)振幅：根据胸廓起伏及 PCO₂ 而调定，初调为 MAP 的2倍 (5)通过 FiO₂、MAP 调控氧合，通过振幅及频率调控 PaCO₂

	常频机械通气 (Conventional Mechanical Ventilation,CMV)	高频机械通气 (High-Frequency Ventilation, HFV)
撤离指标	(1)原发病好转,感染基本控制,一般状况较好,血气分析正常时,先降低 FiO_2 和 PIP,然后再降低呼吸频率,观察胸廓起伏、监测 SaO_2 及动脉血气结果 (2)PIP≤18 cmH_2O,PEEP 2～4 cmH_2O,频率≤10 次/分, FiO_2≤0.4 时,动脉血气结果正常,可考虑撤机	尚无统一撤离标准 (1)极低出生体重儿,当 MAP<6 cmH_2O, FiO_2<0.25,即可考虑撤机;体重较大儿,参数高于此也可撤机 (2)可直接拔管或改为 CPAP,也可过渡到 CMV 撤离前先下调 FiO_2,然后降低 MAP,振幅根据 $PaCO_2$ 调节,呼吸频率不需调节
注意事项	(1)尽量缩短 CMV 时间,以减少并发症及减轻肺损伤发生 (2)使用目标潮气量通气,可缩短 CMV 时间 (3)RDS 早产儿,尤其是极低出生体重儿,拔管后会发生肺萎陷,撤离呼吸机后给予 nCPAP,可减少撤机后的再插管率	(1)理想振幅是以达到胸部振动为宜,胸片示:右横膈顶位于第 8 肋下缘,不超过第 9、10 肋之间 (2)允许患儿自主呼吸存在

2. 新生儿常见疾病机械通气初调参数:见表1-3-3。

表1-3-3　新生儿常见疾病机械通气初调参数

疾病种类	PIP /cmH_2O	PEEP /cmH_2O	呼吸频率 RR /(次·min^{-1})	吸气时间 Ti/s	潮气量 /(ml·kg^{-1})
呼吸暂停	10～18	3～4	15～20	0.4～0.5	4～6
NRDS	20～25	4～6	25～30	0.3～0.4	4～6
MAS	20～25	3～6	20～25	0.4～0.5	4～6

疾病种类	PIP /cmH₂O	PEEP /cmH₂O	呼吸频率 RR /(次·min⁻¹)	吸气时间 Ti/s	潮气量 /(ml·kg⁻¹)
肺炎	20～25	2～4	20～40	<0.5	4～6
PPHN	20～30	2～4	50～70	<0.5	5～8
肺出血	25～30	6～8	35～45	<0.5	4～6
BPD	10～20	4～5	20～40	0.4～0.7	4～6

（三）有创机械通气的护理

1. 机械通气患儿的管理

（1）气道管理：①位置确认，确认气管导管插入深度、导管尖端在胸片上的位置（$T_2 \sim T_3$）；②固定，气管导管胶布固定情况；③cuff 管理，带 cuff 的气管导管的管理；④体位，抬高床头，保持呼吸道通畅；⑤胸部物理治疗；⑥吸痰管理；⑦气道温湿化管理；⑧观察双侧胸廓起伏/振动情况。

（2）对气管导管的管理

①防止非计划性拔管：应班班交接，交接内容详见表1-3-4。

表1-3-4 机械通气非计划拔管床旁交接核查单

措施	具体核查项目
妥善固定	①核查气管导管置入长度，有异常及时调整 ②检查气管导管胶布固定情况，有无浸湿、松脱
保持患儿安静	积极寻找患儿烦躁的原因，必要时可使用镇静剂
管路连接正确	①核查各管路连接是否正确 ②更换体位时避免牵拉导管

②观察有无堵管的发生：气道分泌物多或肺出血患儿可能出现堵管、呼吸机高压报警/低潮气量报警以及患儿烦躁、青紫、$TcSO_2$ 下降等表现。

(3)严密观察病情：严密观察生命体征、意识、反应、肌张力以及有无惊厥等情况的发生，有无呼吸加快、面色苍白/发绀等气胸的表现或低血压、心动过缓、低氧、高碳酸血症和酸中毒等间质性肺气肿的表现。

(4)呼吸机相关性肺炎(VAP)的预防，可参照集束化管理核查单，详见表1-3-5。

表1-3-5　机械通气患儿 VAP 集束化管理核查单

措施	具体核查项目
手卫生	进行各项操作前必须严格执行手卫生
呼吸机回路	①核查呼吸机回路使用时间，定期更换消毒 ②检查回路是否清洁无污染，及时更换 ③排除管路中的冷凝水，将集水杯置于回路最低处 ④湿化器温度合适(36～38℃)，湿化罐内的无菌注射用水处于合适的量
气管导管和口腔	①每日 q4h 进行口腔护理 ②及时清理气管导管和口腔内的分泌物，必要时进行气管内灌洗 ③使用无菌技术吸痰，记录痰液的性质和量 ④检查固定气管导管的胶带是否被分泌物浸湿，及时更换
体位	①床头抬高 30°，防止胃食管反流 ②有肺不张或痰液黏稠的患儿采用体位疗法，加强拍背吸痰

续表

措施	具体核查项目
病情评估	①每日对患儿进行撤机评估,尽早拔管撤机 ②尽量减少镇静剂的使用,严禁使用肌松剂,使用镇静剂的患儿每日评估镇静状态,尽早停用镇静剂 ③尽早开始肠内营养

2. 使用过程中的呼吸机管理

(1)呼吸机参数的设置:护士应熟悉呼吸机参数设置的意义,尤其是报警线的设置,一般会对 PIP、PEEP、FiO_2 等设置报警线。

(2)呼吸机管路的管理:按进气—出气的顺序连接管路,防止污染管路,使用过程中避免挤压折叠,及时倾倒沉积的冷凝水。

(3)呼吸机的清洁与消毒。

第四节　新生儿呼吸窘迫综合征

1. 定义:新生儿呼吸窘迫综合征(Neonatal Respiratory Distress Syndrome, NRDS)是肺表面活性物质缺乏(PS)导致两肺广泛肺泡萎陷损伤渗出而引起的急性呼吸衰竭,多见于早产儿和剖宫产儿,出生后数小时出现进行性呼吸困难、青紫和呼吸衰竭,由于病理上出现肺透明膜,又称为肺透明膜病(Hyaline Membrane Disease,

HMD)。

2.临床高风险人群

(1)早产儿:由于肺发育不成熟,肺泡Ⅱ型上皮细胞PS合成分泌不足所致(24～25周开始合成,35周时迅速增多),胎龄越小发生率越高。

(2)剖宫产新生儿:正常分娩时的宫缩和应激反应可促进儿茶酚胺和糖皮质激素大量释放,从而促进肺泡Ⅱ型上皮细胞合成PS。

(3)糖尿病母亲所生新生儿:母亲有糖尿病→胎儿血糖增高→胰岛素分泌增加→抑制糖皮质激素(糖皮质激素能刺激PS合成)→PS合成↓。

(4)围产期窒息:缺氧、酸中毒、低灌注→急性肺损伤→抑制肺泡Ⅱ型细胞产生PS。

(5)PS蛋白功能缺陷:PS蛋白中的SP－A、SP－B、SP－C基因突变或缺陷→PS蛋白不能表达。

(6)重度Rh溶血病:Rh溶血病患儿胰岛细胞代偿性增生→胰岛素分泌过多→抑制PS分泌。

3.病理生理改变

见图1－4－1。

4.临床表现

(1)进行性加重的呼吸困难,气促(>60次/分)、呼吸不规则、鼻翼扇动、呼气性呻吟、吸气性三凹征、发绀,严重者出现呼吸暂停。

(2)双肺可闻及细湿啰音和呼吸音降低。

(3)X线检查可见由于肺充气减少导致的透光度降低,见图1-4-2。

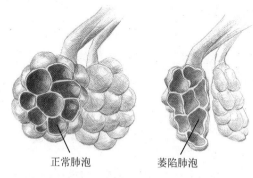

正常肺泡　　　　　萎陷肺泡

图1-4-1 缺乏PS时肺泡的改变

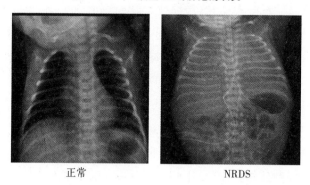

正常　　　　　　　NRDS

图1-4-2 正常新生儿胸部X线片与NRDS患儿胸部X线片

5. 合并症:动脉导管开放、持续肺动脉高压、肺出血、BPD。

6. 治疗：①无创通气；②肺表面活性物质治疗；③机械通气；④体外膜肺，作为严重呼吸衰竭的最后治疗；⑤支持治疗：纠正酸碱、水、电解质、循环功能失衡；⑥并发症治疗；⑦原发病治疗。

7. 护理

1）观察要点：①全身情况，生命体征，尤其是氧饱和度，呼吸形态、节律，血压，反应、面色等；②并发症的观察：肺出血、支气管肺发育不良等；③监测血气分析结果。

2）用药护理：PS。

（1）使用方法（PS 只能通过气道给药）：①传统方式给药（INSURE 技术）：气管插管－PS－拔管使用 nCPAP；②低侵入性 PS 治疗技术（Less Invasive Surfactant Administration，LISA）/微创 PS 治疗技术（Minimally Invasive Surfactant Therapy，MIST）：要求患儿有自主呼吸，采用直径较细的导管代替气管插管注入 PS，操作过程中患儿使用 nCPAP 通气（LISA 技术：使用 Magill 钳插入较软的胃管）或短暂脱离 nCPAP（MIST 技术：手持较硬的细套管，无须 Magill 钳），PS 的分布主要依靠患儿自主呼吸。对于有自主呼吸并接受 nCPAP 治疗的患儿首选 LISA 给予 PS。

（2）PS 使用注意事项：①使用 PS 前，需彻底清理呼吸道分泌物；②预热 PS 至 37℃；③先确定导管插入位置是否合适,再将 PS 制剂缓慢注入,并使用复苏气囊加压/在 nCPAP 下患儿自主呼吸使其均匀分散至双肺内,使用过程中建议听诊双肺呼吸音;④使用后肺的顺应性会改善,应及时下调呼吸机参数以免发生气漏;⑤PS 使用后 6 小时内暂停吸痰。

3)气道护理,详见本章第二、三节。

4)呼吸机及管路的护理,详见本章第二、三节。

5)对症支持护理。

6)喂养护理及加强基础护理。

第五节　新生儿肺炎

新生儿肺炎(Neonatal Pneumonia)是新生儿期常见病,是新生儿死亡的常见病因。

1. 分类及病因

1)吸入性肺炎:宫内或产时吸入较多羊水,出生后奶汁反流所致。

2)感染性肺炎(Infectious Pneumonia):可发生于宫内、分娩过程中或出生后,细菌、病毒、原虫、支原体等均可引起。

(1)宫内感染性肺炎:通过吸入污染的羊水或血行传播至肺而引起的严重感染性疾病,为全身感染的一部分。

(2)分娩过程中感染性肺炎:分娩过程中吸入母体阴

道内被病原体污染的分泌物，或因断脐不洁而发生血行感染。致病微生物与宫内吸入污染羊水所致肺炎类似。

（3）出生后感染性肺炎：通过接触、血源性或医源性等途径传播，发生率最高。医源性感染高危因素：①体重<1500 g；②住院时间长；③病房拥挤，消毒不严；④医务人员手卫生执行不到位；⑤滥用抗生素；⑥呼吸机交叉感染；⑦侵入性操作；⑧机械通气时间>72 h，反复多次插管。

（4）呼吸机相关性肺炎（Ventilator-Associated Pneumonia，VAP）：VAP是新生儿重症监护室（NICU）患儿机械通气48 h后获得的感染，属院内感染的一种。与NICU患儿病情重、免疫力低、侵入性操作多，气管插管破坏防御功能，口咽部定植菌吸入，胃内容物反流，病室拥挤，消毒不严，手卫生不规范，呼吸机及器械污染，机械通气时间长等因素有关。

2. 临床表现

（1）吸入性肺炎：吸入量少者可无症状；量多者可出现气促、发绀、呼吸困难等。

（2）宫内感染性肺炎：出生时常有窒息，予复苏后可见气促、呻吟、呼吸暂停、体温不稳定、反应差，严重者可出现呼吸衰竭和心力衰竭、惊厥或昏迷。

（3）分娩过程中感染性肺炎：有一段时间的潜伏期，可见气促、呼吸暂停或发绀，听诊可闻及啰音等，严重者出现呼吸衰竭;细菌感染者可伴有败血症。

（4）出生后感染性肺炎:可发生不同程度的缺氧和感染中毒症状,如低体温、反应差、昏迷、抽搐及呼吸、循环衰竭。可具有一般感染的症状,如饮入差、少动、反应低下、体温不升或发热、黄疸加重等,可见气促、发绀、鼻翼扇动、三凹征、咳嗽、饮入时呛咳;重症肺炎可出现呼吸衰竭、心力衰竭、休克、弥散性血管内凝血(DIC)。

（5）VAP:①体温不稳;②呼吸道分泌物增加,脓痰或性状改变;③呼吸暂停,呼吸急促,鼻翼扇动伴胸壁凹陷/鼻翼扇动伴呻吟;④喘鸣音,湿啰音、干啰音;⑤咳嗽;⑥心动过缓(<100 次/分)或心动过速(>170 次/分)。满足以上 3 点结合患儿气体交换越来越差和影像学指标即可诊断 VAP。

3. 合并症:心力衰竭、DIC、新生儿持续肺动脉高压(PPHN)、肺出血、全身炎症反应综合征等。

4. 治疗要点:①预防为主;②加强护理及重症监护;③氧疗及加强呼吸管理,保持呼吸道通畅,纠正缺氧,必要时予雾化吸入;④胸部物理治疗,如体位引流、胸部叩击/震动;⑤抗病原体治疗,感染性肺炎注意控制感染;⑥严格执行消毒隔离制度及手卫生,防止交叉感染;⑦供给足够的营养及液体;⑧对症支持疗法。

5. 护理

（1）观察要点:①全身情况如生命体征,观察患儿的意识、反应、肌张力等有无变化；②并发症的观察：呼吸衰竭、心力衰竭、休克及 DIC 等并发症，做好抢救的准备；③监测电解质、血糖和液体出入情况。

（2）用药护理：根据病情和病原体合理选择抗生素，观察用药后反应。

（3）气道护理：①抬高床头，保持呼吸道通畅；②胸部物理治疗；③吸痰；④气道温湿化。

（4）氧疗支持/呼吸机及管路的护理：①维持 PaO_2 在 $50\sim80$ mmHg（早产儿 $50\sim70$ mmHg）；②呼吸机参数的设置；③呼吸机管路的管理，详见本章第二、三节。

（5）对症支持护理。

（6）喂养护理及加强基础护理。

第六节　新生儿胎粪吸入综合征

1. 定义：胎粪吸入综合征（Mecunium Aspiration Syndrome，MAS）是由于胎儿宫内窘迫或产时窒息，导致胎粪排出污染羊水，胎儿吸入了被胎粪污染的羊水而出现的呼吸道机械性阻塞和化学性炎症，出现以呼吸困难为主要临床表现的综合征。

2. 病因：胎儿宫内窘迫或产时窒息刺激肠蠕动，肛门括约肌松弛，致使胎粪排出，羊水被污染，缺氧时胎儿产生喘息或娩出建立呼吸后，将胎粪吸入气道及肺内。

3. 病理生理

见图1-6-1。

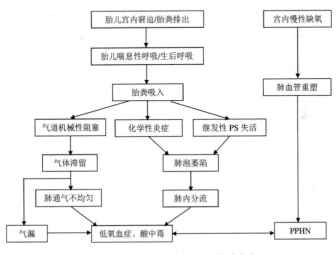

图1-6-1 MAS病理生理改变

4. 临床表现

（1）多为足月儿或过期产儿，有宫内窘迫或产时窒息的病史。

（2）出生时皮肤、指甲/趾甲、脐带等部位可见粪染，从口鼻腔或气道内可吸引出胎粪颗粒，合并发绀、气促、呻吟、鼻翼扇动及三凹征等呼吸困难的表现。

（3）胸部由于过度充气可呈桶状胸。

（4）听诊可闻及啰音。

5. 并发症:纵隔气肿和气胸等。

6. 治疗

(1)产科处理和 MAS 的预防:无活力的新生儿,应在 20 秒内完成气管插管并用胎粪吸引管吸引胎粪。

(2)一般监护及呼吸治疗:胸部物理治疗和温湿化吸氧将有助于将气道胎粪排出。

(3)机械通气治疗。

(4)肺表面活性物质的应用。

(5)使用抗生素,药敏结果出来前可先选用广谱抗生素,再根据培养结果选择合适的药物。

(6)对胎粪引起的肺炎的治疗。

(7)并发症的治疗:如气漏和 PPHN。

7. 护理

(1)观察要点:监测生命体征及并发症,如气胸等。

(2)用药护理:抗生素等药物。

(3)气道护理:①体位;②胸部物理治疗;③清理呼吸道,分娩过程中见羊水胎粪污染,头部娩出之后立即吸引口鼻腔内胎粪。出生后如有窒息,呈现无哭声、肌张力低下、心率<100 次/分的无"活力"状态,立即行气管插管吸引气道内胎粪颗粒,或采用叩击/震动胸部、体位引流等方式促进胎粪排出;③气道温湿化。

(4)氧疗支持/呼吸机及管路的护理。

(5)对症支持护理。

(6)喂养护理及加强基础护理。

第七节 新生儿气漏综合征

新生儿气漏综合征(Air Leak Syndrome)是指气体由肺泡破裂处外逸至一个或多个区域形成的综合征。包括肺间质气肿、气胸、纵隔积气、心包积气,极少数情况可见气腹及血管内积气。

1. 病因:①肺实质性疾病,如 RDS、MAS 以及气道部分阻塞;②多种原因所致的肺压异常增高;③直接的机械损伤,如喉镜、气管插管、胃管放置不当等。

2. 病理生理:肺泡通气不均匀和气体滞留。

3. 临床表现:①呼吸系统症状突然恶化;②单侧气胸时,心尖向对侧移动,胸廓饱满;③可出现休克;④心率突然增快,有创动脉波形幅度突然变小;⑤间质性肺气肿时可伴低血压、心动过缓、低氧血症、高碳酸血症和酸中毒。

4. 并发症:呼吸衰竭、循环衰竭、脑室内出血、死亡。

5. 治疗:①保守治疗;②胸腔穿刺抽气;③胸腔闭式引流管的放置;④呼吸机治疗的调整,尽可能用较小的气道压力;⑤纵隔气肿一般没有必要进行引流治疗;⑥难治性气胸,可试用高频通气模式。

6. 预防:在机械通气时尽可能用较低的呼吸机压力,应用肺保护性通气策略。

7. 护理

1)观察要点：①患儿面色、神志、反应等；②呼吸频率、节律及深浅度等变化；③胸廓形状及双侧呼吸运动是否对称；④胸腔闭式引流管的观察。

2)协助医生行胸腔穿刺。

3)胸腔闭式引流的护理

(1)严格执行无菌操作。

(2)妥善固定引流管，引流管有明确标识，定期从近心端向远心端挤捏管道，保持通畅。

(3)引流瓶应处于低位，低于胸壁引流口平面 60～80 cm。

(4)床旁常备卵圆钳两把、凡士林纱布两块，需要时夹闭管道，若发生管道意外脱落，立即用棉纱多层加压后再用医用敷贴封闭伤口，通知医生做进一步处理。

(5)保持伤口处敷料清洁干燥，评估有无捻发音和捻发感。

(6)观察水柱波动及气泡逸出情况。

(7)观察患儿有无呼吸急促、反常呼吸、烦躁不安、发绀等呼吸困难表现。

(8)拔管：待 X 线检查好转，未见气泡逸出时可试夹闭引流管，24 小时后无积气者予拔除引流管，拔管后做好伤口护理防止感染。

4)用药护理：遵医嘱使用抗生素预防感染。

5)喂养护理及加强基础护理。

第八节 呼吸衰竭

1. 定义:呼吸衰竭(Respiratory Failure)是各种原因引起的中枢性和(或)外周性呼吸生理功能障碍,不能进行有效通气和换气,PaO_2降低和/或$PaCO_2$增加。

2. 诊断标准

(1)临床表现:气促,呼吸频率>60次/分或呼吸暂停,可伴有呻吟、发绀、吸气性三凹征以及活动减少等。

(2)实验室指标:①FiO_2为0.21时,PaO_2<50 mmHg或血氧饱和度<80%;②$PaCO_2$>60 mmHg;③动脉血pH值<7.20。

3. 病因

(1)呼吸道阻塞:呼吸道有液体、血液及胎粪吸入,以及各种呼吸道畸形。

(2)肺部疾病:RDS、新生儿胎粪吸入综合征、新生儿肺部感染、肺出血以及气漏综合征等。

(3)神经系统疾病:如严重的颅内感染、颅内出血、新生儿惊厥、早产儿原发性呼吸暂停、药物中毒等可引起中枢性呼吸功能障碍。

(4)循环系统疾病:先天性心脏病、心力衰竭、新生儿PPHN等心脏异常及新生儿红细胞增多症、贫血等,均可以影响血液的正常流动。

(5)其他:张力性气胸、先天性膈疝。

4. 临床表现

(1)引起呼吸衰竭的原发疾病的表现。

(2)早期表现:呼吸频率增加、鼻翼扇动、发绀、吸气性三凹征、呼吸性呻吟。

(3)重要脏器的功能异常:心率增快、心排出量改变、反应低下、嗜睡、易激惹、肌张力低下等。

5. 治疗

(1)一般治疗:俯卧位可能有利于患儿通气及预后,胸部物理治疗,营养支持等。

(2)氧疗与呼吸支持。

(3)特殊呼吸支持:高频通气、一氧化氮吸入治疗、体外膜肺氧合(ECMO)。

6. 护理

(1)观察要点:①全身情况,如生命体征;②呼吸困难表现,如有无气促、鼻翼扇动、呻吟、发绀;③氧疗后呼吸困难的改善情况;④监测血气分析;⑤辅助通气设备管路的观察。

(2)气道护理。

(3)氧疗支持/呼吸机及管路的护理。

(4)用药护理。

(5)对症支持护理。

(6)喂养及加强基础护理。

第九节 新生儿持续肺动脉高压

1. 定义:持续肺动脉高压(Persistent Pulmonary of Hypertension of Newborn,PPHN),又称持续胎儿循环(Persistent Fetal Circulation,PFC)。新生儿出生后肺循环压力应该下降,但由于各种原因导致新生儿出生后肺血管阻力维持在较高状态,肺循环压力持续性增高,超过体循环压力,致使血液经过动脉导管和卵圆孔时发生右向左分流,而不能由胎儿循环顺利过渡至新生儿循环。因肺动脉压力持续升高致使肺血流减少,静脉血不能进行充分的氧合,临床出现持续性发绀和低氧血症。

2. 病因

(1)孕期药物使用:苯妥英钠、前列腺素抑制剂或阿司匹林等药物。

(2)围生期疾病影响:胎粪吸入、复苏延迟、低体温、低血糖、RDS、肺炎和败血症等可导致肺血管痉挛;低氧血症和酸中毒,引起肺血管持续收缩。

(3)肺血管发育异常:肺发育不良、膈疝,以及先天性心脏病等。

3. 临床表现

(1)患儿多为足月儿、过期产儿或近足月儿,可有围生期窒息、羊水胎粪污染、胎粪吸入等病史。

(2)出生后短期有呼吸窘迫,24小时内可有发绀,吸氧后不能缓解;若有原发性肺部疾病,可出现呼吸窘迫的症状及体征。

(3)动脉血气分析提示严重低氧,$PaCO_2$相对正常。

(4)右上肢(动脉导管前)和双下肢(动脉导管后)动脉氧分压相差 10～20 mmHg,两处的 SpO_2 相差 5%～10%或以上(下肢低于右上肢),提示 PPHN 存在动脉导管水平的右向左分流;当患儿仅有卵圆孔水平的右向左分流时,不出现以上差异,也不能排除 PPHN。

(5)听诊心前区可闻及三尖瓣反流所致的收缩期杂音。

4. 治疗

(1)呼吸支持和维持最佳肺容量:降低氧耗,改善氧合,氧疗和常频通气难以纠正低氧血症时,可予 HFOV。

(2)一氧化氮吸入(iNO):NO 为选择性肺血管扩张剂,iNO 为足月儿或近足月儿 PPHN 的标准治疗手段;对早产儿应用 iNO 后需注意有无出血倾向;现有研究表明,iNO 可以降低体重<1 500 g 的早产儿的死亡率。

(3)使用血管扩张剂降低肺动脉压力:米力农[磷酸二酯酶-3(PDE-3)抑制剂]、吸入用前列环素、西地那非[磷酸二酯酶-5(PDE-5)抑制剂]等药物。

(4)ECMO 的应用:对于严重低氧性呼吸衰竭和肺动

脉高压,伴或不伴心力衰竭时,ECMO 的疗效是肯定的。

(5)维持正常体循环压力:维持正常体循环血压可减少 PPHN 时的右向左分流,建议收缩压维持在 50～70 mmHg,平均压 45～55 mmHg。

5. 护理

1)观察要点:生命体征,面色,精神,呼吸困难的表现等。

2)气道护理:①体位:抬高床头,保持呼吸道通畅;②胸部物理治疗;③吸痰;④气道温湿化。

3)呼吸机及管路的护理:参数设置及管路护理。

4)iNO 的护理

(1)维持有效治疗量:NO 的起始剂量一般为 20 ppm($1\ ppm = 10^{-6}$),NO 可以和 O_2 结合生成 NO_2,超过 20 ppm会增加毒性,以 NO 最低有效浓度为治疗原则,最后逐渐降至 1 ppm 或更低,考虑撤离。

(2)观察毒副作用:①应持续监测吸入的 NO 和 NO_2 浓度;②间歇测定血高铁血红蛋白浓度,高铁血红蛋白增多时临床可表现为皮肤及甲床发绀;③监测凝血功能,对于早产儿应用 iNO 后应密切观察有无颅内、呼吸道、消化道出血等出血倾向。

5)对症支持护理:如循环支持、纠正酸中毒等。

6)一般护理:减少刺激,必要时可镇静。

7)喂养护理及加强基础护理。

第十节　新生儿肺出血

1. 定义:新生儿肺出血(Pulmonary Hemorrhage)是指肺的大量出血,至少累及 2 个肺叶,常出现在严重疾病晚期,早期诊断及治疗比较困难,肺出血病死率较高,尤其对于超早产儿,肺出血的发生率及病死率均较高。

2. 病因:病因未明,严重的原发疾病合并早产、窒息、低体温、感染、硬肿症等高危因素时容易出现肺出血。

3. 临床表现

(1)呼吸系统症状:①呼吸困难突然加重;②发绀,$TcSO_2$ 进行性下降;③听诊呼吸音减低或湿啰音增多。

(2)全身症状:面色苍白、皮肤湿冷、肌张力低下、毛细血管充盈时间延长,呈休克状态。

(3)口、鼻腔流出或从气道内吸出/涌出大量血性液体。

(4)X 线检查可见广泛均匀的密度增高的斑片影,肺野透光度降低。

4. 治疗要点

(1)以预防为主:加强缺氧与感染的防治,以免发展至严重阶段。

(2)积极治疗原发疾病:感染为肺出血的主要原因,应加强抗生素的应用,同时辅以免疫治疗。

(3)一般治疗：保暖、纠正酸中毒、改善循环、控制液量。

(4)机械通气：尽早应用，及时使用较高水平的气道正压。

(5)PS治疗：严重肺出血，双肺呈白肺者，予PS治疗能缓解病情，改善SpO_2。

(6)止血药：静脉滴注或气管插管内注入血凝酶等止血药物控制出血。

(7)补充血容量，改善循环功能和组织灌注。

(8)对症支持：改善微循环、纠正凝血功能障碍、维持正常心功能等。

5. 护理

1)观察要点：①生命体征，监测患儿毛细血管充盈时间及血压等；②是否有新的出血，肺出血的量及性状；③神志、瞳孔、肌张力等有无变化，做好抢救准备。

2)呼吸道护理：不常规吸痰，如气道分泌物较多影响氧合需要吸引时，负压不宜过大，一般在75～100 mmHg；肺出血时为胸部物理治疗的禁忌证。

3)用药护理

(1)改善循环：①对出血量较大致贫血的患儿，予红细胞悬液等输注，将血细胞比容维持在0.45以上；②休克时予生理盐水扩容，再使用多巴胺和（或）多巴酚丁胺等维持血压在正常范围；③保持出入液量平衡，每天入量不超过 80 ml/kg；④低分子肝素钙皮下注射改善微循环。

(2)抗感染：遵医嘱使用抗生素，必要时予静注人免疫球蛋白增强免疫力。

4)一般护理：保暖、减少刺激、保持安静。

5)加强基础护理。

第十一节　新生儿支气管肺发育不良

1. 定义：支气管肺发育不良（Bronchopulmonary Dysplasia，BPD），是指新生儿氧依赖（$FiO_2 > 0.21$）超过 28 天，是早产儿尤其是极低出生体重儿（VLBW）或超低出生体重儿（ELBW）呼吸系统的常见疾病，具有独特的临床、影像学及组织学特征。若胎龄<32 周，根据矫正胎龄 36 周或出院时需 FiO_2 分为：①轻度：未吸氧；②中度：$FiO_2 < 0.30$；③重度：$FiO_2 \geqslant 0.30$ 或需机械通气。若胎龄 $\geqslant 32$ 周，根据生后 56 天或出院时 FiO_2 分为轻中重三度。

2. 病因：并不完全清楚，肺发育不成熟、急性肺损伤和损伤后的异常修复是发生 BPD 的三个关键环节。

3. 病理改变：主要病理特征为肺泡发育不良和肺微血管发育不良。

4. 临床表现

(1)患儿母亲常有绒毛膜炎、胎盘早剥，患儿常合并宫内感染、低 Apgar 评分、NRDS 等，也可见于 MAS、

PPHN、败血症等需正压通气及高浓度吸氧的少数足月儿。

(2)主要见于胎龄<28周、出生体重<1 000 g的早产儿,胎龄越小、体重越轻,发病率越高。临床症状和体征随疾病严重性而明显不同。临床表现多样,患儿最初无或仅有轻微肺部疾病,但出生后数天或几周后对氧气和机械通气的需求增加,出现呼吸困难、三凹征,存在低氧血症和呼吸性酸中毒,呼吸机参数不能下调,并持续超过28天或矫正胎龄36周。

(3)气道分泌物增多,支气管痉挛,可闻及肺部干湿啰音及哮鸣音。

(4)由于缺氧和能量消耗增加,体重增加缓慢,可能有营养不良。

(5)病程与疾病严重程度有关,大部分可逐渐撤机或停氧;严重者可遗留慢性呼吸和心血管系统后遗症,常因反复呼吸道感染、症状性动脉导管未闭(PDA)、PPHN致心力衰竭使病情加重或死亡。

5. 治疗

1)重在预防

(1)做好围产期保健,预防早产,难免早产时在新生儿出生前给孕母使用糖皮质激素促进肺成熟。

(2)有自主呼吸的早产儿,产房内应尽早开始呼气末正压或持续气道正压支持。

(3)治疗 NRDS,尽量避免气管插管或缩短机械通气时间,避免肺损伤。

(4)预防宫内和新生儿期感染,选择有效的抗生素。

(5)限制液体,严格控制液体量和钠摄入,有症状的 PDA 尽早关闭。

(6)氧疗时尽可能予以较低的 FiO_2,机械通气时采用肺保护性通气策略。

(7)严重低氧血症可使用 NO。

(8)营造低刺激性的环境,减少有创操作,减少患儿的能量消耗。

(9)补充维生素 A 对于预防 BPD 有一定的效果。

2)营养支持:早期尽量采用肠内营养结合静脉营养供给足够的热量,补充钙、磷、锌、铜、硒、锰等微量元素和维生素 E。

3)激素治疗:仅在情况严重时考虑小剂量使用,机械通气 1~2 周仍不能撤机的 BPD 高风险患儿,可考虑地塞米松治疗。

4)咖啡因:首剂枸橼酸咖啡因 20 mg/kg,24 h 后开始维持量 5 mg/(kg·d),静脉输注或口服,每天 1 次,一般持续至校正胎龄 33~34 周。

5)利尿剂:不建议长期应用,应用过程中注意监测电解质。呋塞米 0.5~1.0 mg/kg,静脉推注;氢氯噻嗪和螺内酯 1~2 mg/(kg·d),分两次口服。

6. 护理

(1)合理喂养:提供充足的营养,供给足够的热量。

(2)控制出入量:短时间内输注大量液体或明确由于肺水肿导致呼吸功能恶化时可予利尿剂治疗。

(3)合理氧疗:以较低的 FiO_2 维持 $PaCO_2$ 和 SpO_2。

(4)用药护理。

(5)对症支持护理。

(6)加强基础护理。

第二章

神经系统

第一节　新生儿颅内出血

新生儿颅内出血(Intracranial Hemorrhage,ICH)是新生儿尤其是早产儿的常见疾病,主要由缺氧和产伤引起,严重的颅内出血可留有神经系统后遗症,甚至死亡。主要出血类型包括:脑室周围－脑室内出血、硬膜下出血、蛛网膜下腔出血、小脑出血等,如图2-1-1。

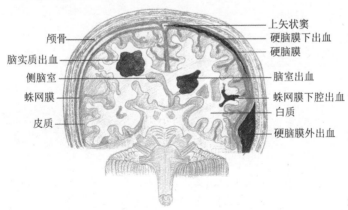

图2-1-1　新生儿颅内出血示意图

（一）脑室周围－脑室内出血（Periventricular-Intraventricular Hemorrhage，PIVH）

1. 定义：也称生发基质出血或室管膜出血，PIVH 是早产儿最常见的颅内出血类型，胎龄越小、体重越轻，发病率越高。多与产前缺氧、异常分娩方式及过程、产后疾病因素及救治过程有关。

2. 发生时间：约 50% 的 PIVH 发生在出生后 24 h 内，25% 发生于出生后第 2 天，15% 发生于第 3 天，仅 10% 发生于 72 h 后。

3. 分度及分型：按头颅 B 超检查进行分度，Ⅰ、Ⅱ 级为轻度，Ⅲ、Ⅳ 级为重度。

（1）Ⅰ级：出血局限于生发基质。

（2）Ⅱ级：血液在侧脑室内占据容积≤50%。

（3）Ⅲ级：血液在侧脑室内占据容积>50%。

（4）Ⅳ级：出血同侧的侧脑室旁发生出血性脑梗死。

4. 临床表现

（1）临床无表现型：最常见，出血量较少者，占颅内出血的 25%～50%，常于出生后常规头颅 B 超筛查时发现。

（2）断续进展型：此型出血量较大或呈渐进性出血，症状在数小时至数天内断续进展。患儿表现为"先兴奋后抑制"：前期可能烦躁不安、易激惹，严重时出现颅内压增高，脑性尖叫、惊厥；继而出现神志异常、四肢肌张力低下、运动减少、中枢性呼吸异常等。

（3）急剧恶化型：又称凶险型，极少见。在数分钟至数小时病情急剧进展，很快出现意识障碍、对光反射消失、眼球固定、强直性抽搐、中枢性呼吸抑制，同时伴有血压降低、心动过缓等，可在短时间内死亡。

（二）硬膜下出血（Subdural Hemorrhage，SDH）

1. 定义：多因机械性损伤使硬膜下血窦及附近血管破裂而发生严重出血，伴或不伴有大脑镰、小脑幕撕裂伤，与产伤有直接的关系，常发生于困难分娩的足月新生儿。

2. 临床表现

（1）横窦、直窦及附近血管损伤：后颅凹积血，可压迫脑干，很快出现尖叫、惊厥、脑干症状等神经系统症状，预后凶险，短时间内死亡。

（2）下矢状窦出血：范围不等，症状不一，少量出血可无明显症状。

（3）上矢状窦出血：多与异常的胎头吸引产有关，出血量少时症状轻微，仅有易激惹等表现；出血量多时出现局限性神经系统异常表现。

（4）部分患儿在新生儿期无异常表现，形成硬膜下囊肿阻碍脑脊液循环，数月后发展为脑积水。

（三）原发性蛛网膜下腔出血（Primary Subarachnoid Hemorrhage,SAH）

1. 定义:蛛网膜下腔出血指蛛网膜以及软脑膜之间的出血,包含脑脊液,见图2-1-2。此型在新生儿期十分常见,与缺氧、酸中毒、低血糖、产伤等因素有关。

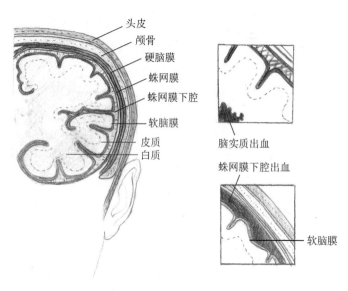

头皮
颅骨
硬脑膜
蛛网膜
蛛网膜下腔
软脑膜
皮质
白质

脑实质出血

蛛网膜下腔出血

软脑膜

图2-1-2 蛛网膜下腔出血示意图

2. 临床表现

（1）出血量少:无临床症状,或仅有极轻的神经系统异常,如易激惹等,预后良好,绝大多数患儿属于此型。

（2）出血量多：血对脑皮质产生刺激，表现为间歇性惊厥，90％预后良好。

（3）大量并急剧进展性出血：血液存留于脑间隙及后颅凹，表现为神经系统异常：嗜睡、反应低下、中枢性呼吸异常、反复惊厥甚至危及生命，此型极少见。

（四）小脑出血（Eerebellar Hemorrhage，CEH）

1. 定义：包括原发性小脑出血，脑室内或蛛网膜下腔出血蔓延至小脑，静脉出血性梗死及产伤引起小脑撕裂。产伤、缺氧、早产儿各种疾病过程中引起的脑血流动力学改变等均可导致小脑出血。因出血灶部位较深，诊断以CT、MRI 为佳，超声次之。

2. 临床表现：少量出血可无症状，大量出血易压迫脑干，危及生命。存活者可留有意向性震颤、共济失调、肌张力低下、运动受限等神经系统后遗症。

（五）颅内出血的预防与治疗

1. 预防

（1）减少早产，尽可能减少小胎龄早产儿的出生。

（2）稳定脑血流：分娩时正确的催产、助产措施；出生后抢救高危儿时尽量避免低氧血症、高氧血症、高碳酸血症、低碳酸血症、高血糖、低血糖，高渗液体输入，过快、过量输液，血压、体温波动等情况发生；及时关闭动脉导管。

2. 治疗

1)一般治疗:维持脑内正常血流灌注,保持机体正常氧合状态,适当液体和营养支持,控制惊厥,纠正颅内高压。

2)脑积水的监测与治疗

(1)监测:重度 PIVH 患儿每周行 1 次头颅 B 超检查,以发现早期无症状的脑积水。

(2)进展性脑积水的处理:每日测量头围,注意有无颅内高压征象,如前囟隆起、颅缝增宽等。

3. 护理

(1)病情观察要点:①全身情况,如生命体征,尤其是呼吸形态、心率、血压;②神经系统表现,如意识、眼部症状、前囟张力、肌张力、瞳孔及各种原始反射状况,惊厥发生的时间、表现以及持续时间等;③其他,如黄疸、贫血。

(2)一般护理:①保持患儿安静,尽量减少搬动及刺激性操作;②发育支持护理;③维持体温、血压稳定,避免体温、血压大的波动;④减少头部的移动。降低胎龄<32周早产儿脑室内出血发病率的集束化管理措施(神经保护集束化措施)详见表 2-1-1。

(3)用药护理:①止血,遵医嘱应用维生素 K_1、止血敏等止血药物,观察药物的疗效;②控制惊厥,患儿出现烦躁、尖叫等惊厥先兆时,立即予苯巴比妥静脉缓慢注射;③降低颅内压,当出现如原始反射异常等脑水肿表现时,遵医嘱予以呋塞米对症治疗,早期慎用甘露醇;④液体疗法,严格控制输液速度,避免输入高渗液体。

(4)合理用氧,保持呼吸道通畅。

表 2-1-1　降低胎龄<32 周早产儿脑室内出血发病率的

集束化管理措施(神经保护集束化措施)

措施	要点
出生后 72 h 内维持头部在中线位置	①仰卧位或侧卧位时维持身体在中线位置,使鼻尖和肚脐在一条直线上 ②避免俯卧位 ③蛙型枕可用于支撑头部 ④翻身时采用"轴线翻身"技术,以避免颈部和头部的极度扭曲 ⑤行袋鼠式护理时可使用侧卧位来保证头部在中线位置
72 h 后的头部位置	①移动新生儿时应谨慎,切勿单独移动头部,应保证其头部扭转与整个身体中轴线的夹角不超过 45° ②可使用蛙型枕等头部定位器来支撑头部的轻微旋转
抬高床头	①所有胎龄新生儿出生后 72 h 内均将床头抬高,倾斜角度不超过 30° ②出生后 72 h 内的早产儿,因拍 X 线片或操作的原因,只能短暂地将床头放平
缓慢输入液体药物	①静脉给药时间≥30 min(紧急情况除外) ②正性肌力药物必须在使用了 2 种药物治疗低血压后才能使用 ③新鲜冰冻血浆、白蛋白和血小板的输注时间应该>1 h,除非有禁忌 ④输注悬浮红细胞应该>3 h(严重失血或休克时除外) ⑤纠正低血糖时,应予 10%GS,2 ml/kg,iv,推注时间应>5 min ⑥尽量避免使用碳酸氢钠,如果必须使用,则用 1.4%的浓度,输注时间应>1 h ⑦避免血容量不足或持续低血压,应维持平均动脉压为胎龄+5 的范围 ⑧如果新生儿的液体量入量<出量(负平衡),一定要及时告知主管医生

续表

措施	要点
减缓在脐动脉和外周动脉抽血和封管的速度	①抽血时应以每 20 秒 0.5 ml 的速度进行抽吸 ②脐动脉冲管:推注 1.5 ml 液体至少需要 60 秒的时间 ③脐动脉抽血:抽 0.5 ml 血至少要用 20 秒的时间,40 秒钟 1 ml 血,等等 ④清除脐动脉导管中的血液/药液混合物则需要再次冲管(1.5 ml),至少要 60 秒的时间 ⑤脐动脉导管冲管至少需要 40 秒的时间 ⑥以同样每 20 秒 0.5 ml 的速度在外周动脉采血/冲封管
维持正常体温在 36.5℃~37℃	①通过肤温传感器探头监测皮肤温度来监测患儿体温 ②在脐动/静脉置管过程中,防止覆盖物遮盖肤温探头,持续监测皮肤温度以避免体温过高或过低 ③根据相关指南来维持湿度 ④在护理或操作过程中若需要打开箱门进行操作时,则使用暖箱热屏蔽按钮打开暖风帘
呼吸道管理	①避免常规吸引,尤其是出生后 72 h 内 ②避免吸引时间>5 秒 ③在使用 PS 之前确保血流动力学的稳定 ④避免高碳酸血症/低碳酸血症以及 CO_2 分压的急剧波动 ⑤出生后的 72 h 内如果需行气管插管,应使用呼气末 CO_2 检测仪 ⑥当使用 PS 时需使用轴线翻身技术(先翻至一侧使用½的 PS,然后再翻至另外一侧使用剩下½的 PS) ⑦不使用胸部物理疗法
刺激源	①降低床旁及环境噪音 ②输液泵等报警时应立即静音 ③与查房医生、新生儿高级实践护士以及呼吸治疗师一起共同协作管理患儿 ④出生后 72 h 内禁止沐浴,除非有医学指征(母亲为 HIV 阳性或肝炎阳性者)

措施	要点
刺激源	⑤出生后 72 h 内禁止常规测量腹围(入院时的腹围测量除外) ⑥禁止使用闪光灯拍照(参观者) ⑦在开始护理或任何操作之前,应该用宁握的方式轻轻唤醒婴儿,持续 10 秒 ⑧出生后 72 h 内不宜更换床单(床单潮湿和有污渍时除外) ⑨房间内避免有移动电话或其他电子设备的声音(参观者)
将疼痛和刺激降到最低	①避免可引起患儿长时间哭闹的操作 ②烦躁或人机对抗的患儿可考虑使用镇静药物,致痛性操作或气管插管时可考虑使用止痛药物,持续输注比推注给药更好
基础护理	在护理和更换尿布时应避免头低足高位(即:抬高患儿的躯干及大腿使其高于头部)

第二节　新生儿缺氧缺血性脑病

1. 定义:新生儿缺氧缺血性脑病(Hypoxic-Ischemic Encephalopathy,HIE)是指足月和近足月新生儿由于围产期缺氧导致的急性脑损害,在临床上表现出一系列神经功能异常,严重者留有不同程度的神经系统后遗症。多见于出生时重度窒息,Apgar 评分 5 分钟、10 分钟 <5 分者。

2. 病因(缺氧与缺血)

(1)母亲严重疾病:①母亲氧合降低影响对胎儿的供氧,主要是呼吸系统疾病急性发作,如哮喘、重症肺炎等;

②母亲-胎盘间血流灌注障碍,母亲因疾病因素向胎儿供血不足,如心功能衰竭、低血压、休克、子痫或子痫前期等。

(2)产科急症:子宫破裂、羊水栓塞、严重胎盘早剥、脐带脱垂或打真结、严重脐带绕颈等。

(3)胎儿急症:胎儿失血、胎-母输血、胎-胎输血、重度溶血等。

3. 临床表现

(1)神经系统表现:①意识障碍,表现为不同程度的兴奋与抑制,易激惹、肢体颤抖、反应迟钝、自发运动减少、嗜睡甚至昏迷;②肌张力增强或减弱;③原始反射减弱或消失;④颅内压升高:表现为前囟张力增高,颅缝分离;⑤惊厥:是颅内压增高的结果,以微小型多见,可表现为呼吸暂停,可间断发作或呈持续状态;⑥脑干症状,表现为中枢性呼吸衰竭和瞳孔对光反射异常。

(2)其他表现:①出生后肢体软弱无力,啼哭延迟、哭声微弱,Apgar 评分低;②多脏器损害表现:喂养困难、心动过缓、少尿等。

4. 临床分度:HIE 分度及临床表现见表 2-2-1。

5. 治疗

(1)三支持:①维持良好的通气、换气及氧合功能,避免低/高氧血症、高/低碳酸血症的发生;②维持适当的脑血流灌注,保持血压、心率在正常范围,避免血压剧烈波动;③维持适当的血糖水平:维持血糖在 4.2~5.6 mmol/L 为宜。

(2)三对症:①控制惊厥,首选苯巴比妥;②降低颅内压:适当限制入液量,预防脑水肿,不建议常规使用甘露醇和激素;③亚低温治疗,适用于胎龄≥36 周、出生体重≥2500 g 的中、重度 HIE 患儿,出生后 6 h 内进行,越早越好,维持直肠温度在 33.5~34℃,治疗维持时间 72 h。

表 2-2-1　HIE 分度及临床表现

临床表现		轻度	中度	重度
意识		兴奋或抑制交替	嗜睡	昏迷
肌张力		正常或稍高	减低	松软或间歇性增高
原始反射	拥抱反射	活跃	减弱	消失
	吸吮反射	正常	减弱	消失
惊厥		可有肌阵挛	常有	有,可呈持续状态
中枢性呼吸衰竭		无	有	明显
瞳孔改变		正常或扩大	常缩小	不对称或扩大,对光反射迟钝
预后		72 h 内症状消失,预后良好	14 天内症状消失,可留有后遗症	症状持续数周,病死率高,存活者多有后遗症

6. 护理

(1)观察要点:亚低温治疗期间需严密观察病情变

化,主要包括:①全身情况,如生命体征,尤其是体温及呼吸情况,监测血糖;②神经系统,如面色、神志、前囟张力、肌张力、有无惊厥等;③有无颅内高压的表现,如有无前囟饱满、睁眼不睡、躁动不安、大声尖叫等。亚低温治疗护理记录单详见附件。

(2)一般护理:①减少刺激;②头部抬高 15°~30°,头部取中轴位,更换体位时保证头部及整个身体同时移动;尽量少搬动患儿。

(3)对症护理:发生惊厥及颅内高压时进行对症护理。

(4)合理喂养并加强基础护理。

(5)康复护理:HIE 预后与损伤严重程度有关,常见后遗症为脑瘫、癫痫、智力低下及认知学习障碍等。①抚触:患儿病情稳定后,给予抚触护理;②运动训练:主要包括肢体训练及视听训练,以促进脑功能恢复。

第三节　新生儿惊厥

1. 定义:新生儿惊厥(Neonatal Seizures)是指出生后 28 天内(足月儿)或纠正胎龄 44 周内(早产儿)出现一种刻板的、阵发性发作的、引起神经功能改变的表现,伴或不伴异常同步大脑皮质放电的表现。

2. 病因

(1)神经系统疾病:HIE、颅内出血、脑梗死和先天性脑发育畸形。

（2）新生儿严重感染：败血症并发脑膜炎、脑炎等，以化脓性脑膜炎最常见；新生儿破伤风。

（3）代谢异常：低血糖，低钙血症，低镁血症，低钠/高钠血症。

（4）先天性代谢性疾病：高氨血症、高甘氨酸血症、苯丙酮尿症、枫糖尿病等。

（5）遗传性疾病：维生素 B_6 依赖症。

（6）其他：高胆红素血症/胆红素脑病，母亲吸毒/新生儿戒断综合征等。

3. 临床表现

（1）微小型：最常见，为一些过度的自主运动。①眼部运动：阵发性斜视、眼球震颤、突然凝视、眨眼等；②口颊舌运动：咀嚼、吸吮和咂嘴，常伴突然流涎增多、吐舌等；③连续的肢体动作：踏步样、骑车样、拳击样、划船样或游泳样运动；④交感神经功能异常：心率/呼吸大幅度有节律的波动、呼吸暂停、血压增高、阵发性面红或苍白等。

（2）阵挛型：指重复有节律的四肢、面部或躯干肌肉的快速收缩和缓慢放松运动，可为局灶性或多灶性，一般无意识丧失。

（3）肌阵挛性：指无节律且单一的四肢、面部或躯干肌肉的快速收缩，可无重复发作，可为局灶性、多灶性或全身性。表现为多个肌肉群阵发性节律性抽动，同时或先后交替进行,常为游走性。典型的肌阵挛常提示有弥漫性中枢神经系统病理变化,远期预后不良。

(4)强直型:①局灶性:表现为持续肌肉收缩(数秒)而无重复特征,单侧肢体的固定体位(少见),不伴有脑电图改变;②全身性:类似去大脑或去皮质姿势,表现为四肢伸展、内旋并握拳,多神志不清。

4.鉴别:新生儿惊厥需与颤动相鉴别,见表2-3-1。

表2-3-1 惊厥与颤动的区别

	惊厥	颤动
粗大运动	当握住肢体仍有大幅有节奏的运动	当握住肢体,抖动运动停止
触发	惊厥是无意识的,刺激一般不会引发	对刺激很敏感
节律改变	呼吸和面色发生变化	呼吸和面色不发生变化
眼球运动	有	无
伴心电图改变	出现异常眼球运动	不会出现异常眼球运动

5.护理

(1)观察要点:①全身情况,如生命体征,尤其是体温、呼吸、经皮血氧饱和度及血糖;②神经系统,如面色、意识、反应、前囟张力及肌张力;③惊厥的表现,如有无双眼凝视、斜视、眨眼等动作,有无面肌颤动、上下肢来回摆动等,同时观察惊厥发作的时间、持续时间、间隔时间等;④并发症的观察,如休克、呼吸衰竭等表现。

（2）一般护理：减少刺激，必要时镇静。

（3）惊厥发作时的护理：①保持呼吸道通畅，维持正常通气、换气功能；②吸氧；③迅速止痉，首选苯巴比妥；④病因治疗。

（4）合理喂养及加强基础护理。

第四节　新生儿神经系统常用药物

新生儿神经系统疾病常用药物及注意事项见表2-4-1。

表2-4-1　新生儿神经系统疾病常用药物及注意事项

药名	药理	用法/用量	不良反应及注意事项
左乙拉西坦	抗癫痫药物	10 mg/kg qd po 每1～2周调整剂量，最大剂量30 mg/kg	最常见的不良反应有困倦、敌意、神经质、情绪不稳、易激动、食欲减退、乏力和头痛
咪达唑仑	苯二氮卓类镇静剂	1. 抗惊厥 负荷量：0.15 mg/kg（推注＞5 min） 维持量：1～7 μg/(kg·min) 2. 镇静 (1)0.05～0.15 mg/kg（推注＞5 min），隔2～4 h可重复； (2)0.01～0.06 mg/(kg·h)，ivgtt	1. 常见的不良反应：①嗜睡、镇静过度、头痛、幻觉、共济失调、呃逆和喉痉挛；②呼吸抑制及血压下降；③呼吸暂停、停止或心搏骤停；④有时可发生血栓性静脉炎 2. 注意事项：①注射速度宜缓慢；②可增强催眠药、镇静药、抗焦虑药、抗抑郁药、抗癫痫药、麻醉药和镇静性抗组胺药的中枢抑制作用 3. 禁忌：对苯二氮䓬过敏的患者、重症肌无力患者、精神分裂症患者、严重抑郁状态患者禁用

药名	药理	用法/用量	不良反应及注意事项
苯巴比妥钠	巴比妥类镇静剂	1. 抗惊厥 负荷量：20 mg/kg（推注＞15 min；惊厥未控制时可追加 5 mg/kg，最大剂量不超过 40 mg/kg） 维持量：12～24 h 后予 3～5 mg/kg 维持，可予 qd 或 q12 h 使用 2. 镇静 5 mg/kg st iv（推注）	1. 不良反应：①常有倦睡、眩晕、头痛、乏力、精神不振等延续效应；②偶见皮疹、剥脱性皮炎、中毒性肝炎、黄疸等；③也可见巨幼红细胞贫血、关节疼痛、骨软化 2. 注意：①久用可产生耐受性与依赖性，突然停药可引起戒断症状，应逐渐减量停药；②本品与皮质激素、洋地黄类、土霉素或三环类抗抑郁药合用时，可降低这些药的效应 3. 禁忌：肝、肾功能不全，呼吸功能障碍，卟啉病患者，对本品过敏者

第三章

心血管系统

第一节　胎儿循环与新生儿循环

(一)胎儿循环特点

胎儿循环(Fetal Circulation)包括两条通路,见图3-1-1。

第一条通路:由胎盘来的氧合血经脐静脉进入胎儿体内,约50%的血流进入肝与门静脉血流汇合,另一部分经静脉导管流入下腔静脉,与来自下半身的静脉血混合流入右心房;右心房内血液约1/3经卵圆孔流入左心房,经左心室流入升主动脉,主要供应心脏、脑、上肢,其余流入右心室。

第二条通路:来自上半身的静脉血经上腔静脉流入右心房,大部分直接注入右心室,与下腔静脉回流的部分血一起流入肺动脉。由于胎儿肺脏处于压缩状态,肺血管阻力高,只有少部分血流入肺,通过肺静脉流入左心房、左心室,而约80%的血经动脉导管流向降主动脉,与来自升主动脉的部分血流汇合,供应腹腔内脏器官及下肢,最后由脐动脉回流到胎盘,与母体进行气体及营养物质交换,再由脐静脉流入胎儿体内。

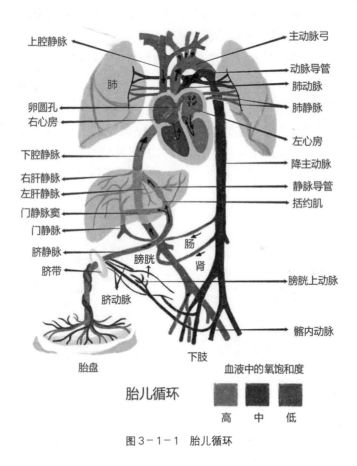

图3-1-1 胎儿循环

(二)新生儿循环特点

出生后随着脐带结扎,胎盘血液循环终止,新生儿开始呼吸,肺泡和肺血管扩张,肺循环阻力下降,卵圆孔功能性关闭。出生后 24 小时动脉导管功能性关闭并逐渐收缩闭塞,最终形成动脉韧带。

正常新生儿循环路径为下腔静脉和上腔静脉携带含氧量低的静脉血进入右心房至右心室,右心室的血液通过肺动脉到达肺,在肺泡进行气体交换,氧合后的动脉血从肺经肺静脉流至左心房再到左心室,经主动脉灌注全身器官组织。胎儿循环与新生儿循环对比见图 3-1-2。

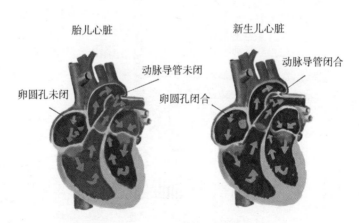

图 3-1-2 胎儿循环与新生儿循环对比

第二节　先天性心脏病

先天性心脏病(Congenital Heart Diseas,CHD)是胎儿时期心脏及大血管发育异常所导致的畸形,是儿童最常见的心脏病。常见先天性心脏病特点见表3-2-1。

表3-2-1　常见先天性心脏病总结

类型	主要特点	示意图
动脉导管未闭(PDA)	1. 主动脉与肺动脉之间的管路 2. 可以是无症状的 3. 对于某些心脏病,PDA有助于维持氧合 4. 关闭PDA可用抑制前列腺素合成剂(如布洛芬),或外科手术治疗,或自行关闭	
室间隔缺损(VSD)	1. 左心室和右心室之间的开口 2. 血液从左向右分流时无症状 3. 有时可引起右心室和左心室的肥大	

类型	主要特点	示意图
房间隔缺损（ASD）	1. 在左心房和右心房之间的缺损 2. 长期的左向右分流会导致右心室肥厚，但是一般无临床表现	房间隔缺损
主动脉缩窄（COA）	1. 主动脉的缩小或狭窄 2. 上下肢血压差异 3. 桡动脉搏动增强、股动脉搏动弱	主动脉 缩窄的主动脉
法洛四联症（TOF）	1. 主动脉骑跨、室间隔缺损、右心室肥厚、肺动脉狭窄 2. 青紫；阵发性呼吸困难	主动脉 肺动脉 主动脉骑跨 室间隔缺损 肺动脉狭窄 右心室肥厚
卵圆孔未闭（PFO）	1. 右心房与左心房之间的小缺损 2. 一般不需要治疗	左心房 卵圆孔未闭 右心房

（一）动脉导管未闭（Patent Ductus Arteriosus,PDA）

1. 定义:PDA 是常见的先心病之一,胎儿循环中动脉导管是肺动脉和主动脉之间的重要通道,大多于出生后 10～15 h 功能性关闭,95％于出生后 1 年内完成解剖性关闭。如果出生后动脉导管持续开放,即为 PDA。

2. 病理生理

1)出生后促进动脉导管收缩的因素:呼吸的建立、肺动脉压力和阻力迅速下降、流经动脉导管的动脉血氧含量急剧上升和前列腺素 E 分泌减少。

2)在导管壁发育不良、前列腺素分泌异常等情况下,动脉导管可延迟关闭或不关闭。

3)经过动脉导管的分流量大小与导管的粗细及主、肺动脉之间的压力差有关。

(1)一般情况下由于体循环压力高于肺循环,血液从左向右分流,进入肺血管,增加肺的血流量,如图 3－2－1所示。

(2)肺循环血流量增加→经肺静脉回流至左心房和左心室的血流量增多→左心房和左心室增大→收缩期射入主动脉的血流增多→主动脉收缩压增高;舒张期主动脉瓣关闭,血流继续从主动脉经动脉导管分流至肺动脉导致周围动脉舒张压下降→脉压增宽,如图 3－2－1所示。

(3)当肺动脉压力超过主动脉压时,逆向分流引起下半身青紫,称为差异性青紫,如图3-2-2所示。

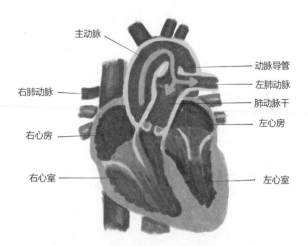

图3-2-1 主动脉血经动脉导管向肺动脉分流

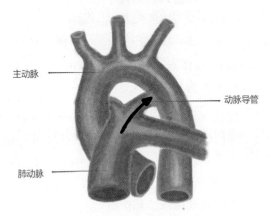

图3-2-2 肺动脉血经动脉导管逆向分流

3. 临床表现

(1)分流量小:无症状。

(2)分流量大:气促、咳嗽、心率增快、体重增加缓慢,易并发呼吸道感染及心力衰竭。

(3)典型病例胸骨左缘第 2 肋间可有收缩期和舒张期连续性机器样杂音。

(4)左向右分流量大者脉压增宽,有水冲脉;并发肺动脉高压时,产生右向左分流,可见差异性青紫(下半身青紫)。

4. 治疗与护理

(1)观察要点:①全身情况,如生命体征,尤其是呼吸、面色、血氧饱和度;②血流灌注指数(Perfusion Index,PI),如严重 PDA 存在左向右分流,流向下肢的血流减少,下肢灌注较上肢差,发生上下肢 SpO_2 和 PI 的差异。动脉导管前(右上肢)、动脉导管后(下肢)PI 值的差异用 △PI 表示,△PI 可作为一种发现 PDA 的有效指标,推荐将连续监测 PI 作为识别早产儿 PDA 的床旁测量方法;③记录出入量;④并发症观察,如心力衰竭。

(2)用药护理:出生后早期给予布洛芬口服。

(3)围手术期护理:药物关闭失败的患儿需手术结扎或介入封堵治疗,应做好围手术期护理。

(4)合理喂养及加强基础护理。

(二)室间隔缺损(Ventricular Septal Defect,VSD)

1. 定义:是最常见的先天性心脏病,左右心室间隔部分肌肉或膜部因发育不良导致缺损而出现的异常通道即为室间隔缺损,可出现在间隔的任何部位。

2. 病理生理

(1)其血流动力学改变取决于缺损的大小和肺血管状况,与缺损部位无明显关系。

(2)由于左心室压力>右心室,左向右分流,患儿一般无青紫;左向右分流→肺循环增加→左心房、左心室容量负荷增加。

(3)严重的 VSD 由于持续高压力冲击肺循环,出现肺动脉高压,左向右分流转变为双向分流甚至反向分流,患儿出现青紫。

3. 临床表现

(1)小型缺损临床症状不明显。

(2)重者表现为青紫、气促、多汗、体重不增、喂养困难及反复的呼吸道感染等症状;如合并其他心血管畸形,可发生心力衰竭。

4. 治疗护理要点

(1)观察要点:①全身情况,如生命体征、体重、皮肤颜色等;②喂养情况;③并发症的观察,如心力衰竭、肺动脉高压、心内膜炎、其他心脏问题(如心律失常)。

(2)控制心力衰竭,防治呼吸道感染。

（3）有发生细菌性心内膜炎的可能,应注意控制感染。

（4）小型缺损通常不需要手术治疗;大型的缺损如有明显的生长发育不良、顽固性心力衰竭、肺动脉高压等情况,则应在 3～6 月尽早手术修补。

（三）房间隔缺损（Atrial Septal Defect, ASD）

1. 定义:ASD 是常见的先天性心脏病之一,是心脏发育不良导致心房之间有缺损。

2. 病理生理

（1）分流量取决于体循环和肺循环的相对阻力、两侧心室的顺应性和缺损的大小。

（2）出生时及新生儿早期,右心房压力略高于左心房,分流自右向左,可出现暂时性青紫。

（3）随着肺循环阻力下降,体循环阻力升高,分流变为左向右分流→左心室和体循环血量减少→右心室的容量负荷增加→肺循环血量增加→肺部淤血。

（4）缺损面积大者,分流量增大→肺动脉高压→肺循环阻力超过体循环阻力→右向左分流。

3. 临床表现

（1）分流量小者症状不明显。

（2）分流量大者可见气促、多汗、体重不增、喂养困难等。

(3)重症可发生反复的肺部感染及心力衰竭。

(4)胸骨左缘第2、3肋间可闻及Ⅱ~Ⅲ级收缩期杂音。

4. 治疗要点

(1)中央型 ASD 可自然闭合,通常不需要手术修补。

(2)上下腔型和原发孔型 ASD 不会自然闭合,一般2~5 岁时手术治疗。

(3)预防肺部感染及充血性心力衰竭,如出现上述情况,尽早手术。

5. 护理

(1)观察要点:①全身情况,如生命体征、体重、面色、全身皮肤颜色;②并发症观察,如是否有心衰的表现;③呼吸情况、喂养情况、体重增长情况等。

(2)合理喂养及加强基础护理。

(四)主动脉缩窄(Coarctation of the Aorta,CoA)

1. 定义:CoA 是主动脉的缩小或狭窄。根据部位分为导管前型、导管后型和正对导管型,如图 3−2−3 所示。

2. 病理生理

CoA 的严重程度取决于缩窄的部位及程度。

(1)CoA 引起左心室射血阻力增加,使左心室壁代偿性肥厚。

(2)狭窄段近端动脉压力增高,上肢血压升高,脉搏增快。

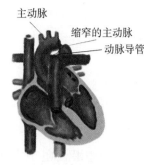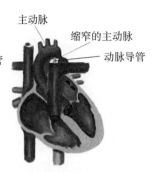

主动脉缩窄导管前型　　　　主动脉缩窄导管后型

图 3-2-3　主动脉缩窄导管前型和导管后型

（3）远端降主动脉血流减少，下肢血供减少。

（4）导管后型如伴随 PDA 或 VSD 者，因主动脉压显著大于肺动脉压，产生大量左向右分流，易导致心功能不全和肺动脉高压。

3. 临床表现

（1）导管前型：常有心功能不全和（或）低心排血量表现，病情急剧恶化。

（2）单纯导管后型：①上肢血压高，严重者出现头痛、头晕、耳鸣、失眠、鼻出血；②下肢血压低，下肢无力、发凉、酸痛、麻木，身体下部发育差；③胸骨左缘第 2、3 肋间可闻及收缩期杂音；④CoA 特征表现为上下肢收缩压相差≥20 mmHg，桡动脉搏动增强、股动脉搏动弱。

（3）合并其他畸形时常见心力衰竭的表现。

4. 治疗要点

（1）维持血流动力学的稳定，纠正休克，预防和治疗充血性心力衰竭。

(2)适当供氧,气道管理及机械通气。

(3)手术前可使用镇静药、肌松剂、正性肌力药物及前列腺素 E_1 维持动脉导管的开放状态。

(4)无明显症状的患儿可在 2~4 岁时行手术治疗。

(5)有症状的患儿在病情稳定后行手术治疗,通过切除缩窄段来重建主动脉正常血流通道并恢复正常循环功能。

5. 护理要点

(1)观察要点:①全身情况,生命体征;②监测四肢血压,上下肢收缩压相差 20 mmHg 有助于诊断;③并发症观察,如心功能不全及心力衰竭。

(2)用药护理:镇静药、肌松剂、正性肌力药物、前列腺素 E_1。

(3)围手术期护理。

(4)合理喂养及加强基础护理。

(五)法洛四联症(Tetralogy of Fallot,TOF)

1. 定义:TOF 是最常见的青紫型先天性心脏病(约 70%),包括 4 种畸形:室间隔缺损、肺动脉狭窄、右心室肥厚、主动脉骑跨。

2. 病理生理

(1)肺动脉狭窄:血液进入肺循环受阻,右心室代偿性肥厚。

(2)肺动脉狭窄严重者,右心室压力与左心室压力相仿,血流经过室间隔缺损发生双向分流,右心室血液大部分进入主动脉,肺的血供依靠动脉导管。

(3)主动脉骑跨:主动脉骑跨于左右心室之上,同时接受左右心室血液,引起青紫,但由于新生儿动脉导管未闭,青紫可不明显或较轻。

3. 临床表现

(1)青紫,发绀程度与 SaO_2 及循环血中氧合血红蛋白含量有关。

(2)患儿剧烈哭闹时青紫加重,可有缺氧发作,表现为突然呼吸困难,严重者可致抽搐、昏厥。

(3)胸骨左缘第 2、3 肋间可闻及 Ⅱ～Ⅲ 级收缩期喷射样杂音。

4. 治疗

(1)缺氧发作:立即予吸氧、镇静、取屈膝位,并给予 5% 碳酸氢钠和普萘洛尔静脉注射,必要时予吗啡皮下注射。

(2)外科手术:3～6 月时行根治术。

(3)预防感染性心内膜炎发生。

5. 护理要点

1)术前准备:①评估患儿的全身情况和心脏功能,术前禁食 4～6 h,完善相关检查;②预防肺部感染及心力衰竭的发生;③切忌高浓度氧疗。

2)术后护理

(1)病情观察:①全身情况,观察生命体征,尤其是心率、心律;观察呼吸及血氧饱和度,警惕肺动脉高压、全身毛细血管渗漏综合征,有无呼吸困难表现;②监测血压和周围循环:有创动脉血压持续监测,必要时测量四肢血压;皮肤温度及下肢搏动情况等;③记录出入量,严格控制液体出入量;④监测血气、电解质情况以及凝血功能;⑤手术切口局部情况:有无出血及血肿,敷料有无流血及渗血;⑥并发症的观察:充血性心力衰竭和休克。

(2)预防出血:必要时输注血小板、血浆及凝血因子等。

(3)保持安静:减少刺激,必要时使用镇静药物。

3)用药护理:①严格控制液体入量和速度,避免输入液体过多导致心功能不全及肺水肿;②掌握药物使用指征及不良反应,如前列腺素 E_1 等。

4)呼吸道管理:严格无菌操作,按规范更换呼吸机管道,及时倾倒管道中冷凝水,抬高患儿床头,加强翻身拍背,加强胸部物理治疗等。

5)营养支持及加强基础护理。

(六)先天性心脏病的筛查

1. 概述:先天性心脏病的发生率约 1%,其中重症约占 1/4,是导致新生儿和婴儿死亡的主要原因,而早发现、早诊断则有助于及时给予合理有效的治疗,从而改善患儿的预后。

2. 筛查方法:主要包括产前超声检查、体格检查、灌注指数(Perfusion Index,PI)筛查、脉搏血氧饱和度筛查(Pulse Oximetry Screening,POS)及彩色超声心动图检查。

(1)产前超声检查:对危重心脏病的诊断具有非常大的意义,但因受检查者专业技术水平的限制,且缺乏统一的筛查标准,完成一次检查耗时较长、价格相对较高而具有一定的局限性。

(2)体格检查:新生儿出生后 1 天,由 3 名主治以上的儿科医生对新生儿在熟睡、无发热的情况下进行体格检查,连续 3 天记录结果。当听诊出现心脏杂音(包括一过性杂音)、呼吸频率>60 次/分、面色口唇发绀或股动脉搏动减弱等情况时,满足任何一项即可确定为筛查阳性。

(3)PI 筛查:测量新生儿右侧肢体上下肢的 SpO_2,记录脉搏血氧仪上的 PI 值,每 6s 记录 1 次,共 3 次,取平均值作为最后结果。当右上肢或右下肢 PI<0.7,或上下肢 PI 差值($\triangle PI$)>1.05 则确定为筛查阳性。

(4)POS 检测:新生儿出生后 6~72 h,安静、清醒的状态下,使用脉搏血氧仪测量右上肢(动脉导管前)及任一下肢(动脉导管后)的脉搏血氧饱和度,当右上肢或任一下肢 SpO_2 为 90%~94% 或上下肢 SpO_2 绝对差值>3% 者,2~4 h

重复测定一次,若结果相同即可确定为筛查阳性。

(5)彩色超声心动图检查:为 CHD 诊断的金标准。

3. 先天性心脏病筛查及后续处理流程见图 3-2-4,危重先天性心脏病筛查表详见附件。

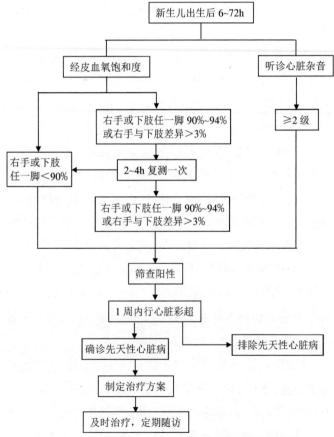

图 3-2-4　新生儿先天性心脏病筛查及后续处理流程

第三节 休克

1. 定义:新生儿休克(Shock)是指机体受到任何急重症损害导致全身器官的微循环灌注不足,组织中的氧和营养物质供应不足,代谢产物积聚,细胞结构及功能受到损害,最终导致各脏器功能不全。是新生儿期常见急症,也是导致新生儿死亡的重要原因之一。

2. 病因

(1)低血容量性休克:①失血:胎-母输血、胎-胎输血、胎盘早剥、颅内出血、肺出血、外科术后急性及慢性失血等;②失液:摄入不足、腹泻、应用利尿剂等。

(2)心源性休克:心肌功能不全、先天性心脏病、心律失常、心肌炎、心包积液及张力性气胸等。

(3)体液再分配性休克:感染常见,也见于 NEC、窒息、大量的腹腔或胸腔积液等。

3. 分类

1)代偿性和失代偿性休克:见表 3-3-1。

表 3-3-1 代偿性休克与失代偿性休克的比较

临床表现	代偿性休克(休克早期、微循环痉挛期)	失代偿性休克(微循环淤血期)
周围循环	皮肤苍白、肢端发凉,毛细血管再充盈时间>3秒	发绀、花纹、肢端发凉超过膝盖以上

临床表现	代偿性休克(休克早期、微循环痉挛期)	失代偿性休克(微循环淤血期)
心率	增快	减慢,<120 次/分
呼吸	增快	减慢、暂停,节律不齐,呼吸衰竭
意识/肌张力	正常	意识障碍、昏睡、昏迷
血压	正常	下降
尿量	正常	减少,连续 8 h<1 ml/(kg·h)

2)低动力型和高动力型

(1)低动力型:低排高阻型,又称冷休克,新生儿多为此型。血管反应以收缩为主,皮肤苍白、湿冷,甚至发绀、尿少或无尿等。

(2)高动力型:高排低阻型,又称暖休克。血管反应以扩张为主,皮肤温暖、干燥、色红,尿量不减。

4.临床表现

(1)微循环障碍:①皮肤苍白或青灰,可见花斑纹;②肢端发凉;③毛细血管充盈时间延长。

(2)组织及器官灌注不足:①体温过低,皮肤硬肿;②反应差、嗜睡、肌张力降低,也可能表现为先激惹后抑制;③心率加快(>160 次/分)或减慢(<100 次/分);④呼吸困难;⑤少尿,连续 8 h<1 ml/(kg·h)。

(3)心排出量减少:①血压降低(足月儿<50 mmHg,

早产儿<40 mmHg),脉压差缩小;②股动脉搏动减弱,严重者无法扪及。

5. 新生儿休克评分

用于判断休克严重程度,详见表3-3-2。

表3-3-2　新生儿休克评分表

评分	皮肤颜色	前臂内侧毛细血管再充盈时间/秒	四肢温度	股动脉搏动	收缩压/mmHg
0	正常	<3	温暖	正常	>60
1	苍白	3~4	凉至膝肘关节以下	减弱	45~60
2	花纹	>4	凉至膝肘关节以上	无法扪及	<45

休克评分标准:<3分为轻度,4~7分为中度,8~10分为重度。

6. 治疗原则

(1)改善循环:积极扩充血容量,使用血管活性药物,纠正心功能不全,维持血压。

(2)对症支持:纠正酸中毒,呼吸支持,改善组织缺氧症状,防治 DIC 等。

(3)病因治疗:积极治疗原发病。

7. 护理

(1)观察要点:①全身情况,包括生命体征、周围循环、皮肤颜色、毛细血管再充盈时间、尿量等指标;②必要时监测中心静脉压,使中心静脉压维持在 $6\sim8$ mmHg。

(2)抗休克治疗的护理:①扩容,首选生理盐水,刚开始半小时内输液量 20 ml/kg,若临床症状未改善可继续扩容,总量不宜超过 60 ml/kg;②输入血制品,急性失血可输全血 20 ml/kg,30 min 输完;扩容后 HCT<40%,可继续输入红细胞悬液 $5\sim10$ ml/kg,1 h 输完;HCT>50%可输注新鲜冰冻血浆、白蛋白;凝血功能异常者可输注新鲜冰冻血浆、凝血酶原复合物、冷沉淀等;③纠正酸中毒可予 5%的碳酸氢钠,2 mmol/kg;④血管活性药物必须在纠正血容量和酸中毒后使用,如多巴胺、多巴酚丁胺、异丙肾上腺素等;⑤预防和治疗弥散性血管内凝血,早期可使用低分子肝素皮下注射。

(3)呼吸支持:氧疗支持,必要时予呼吸机机械通气;加强呼吸道管理,保持呼吸道通畅。

(4)维持体温稳定。

(5)药物护理:建立静脉双通道或多通道,必要时予中心静脉置管,输注血管活性药物时应注意观察。

(6)营养支持及加强基础护理:加强翻身,防止压疮,加强皮肤护理。

第四节　心力衰竭

1. 定义:心力衰竭简称心衰,是新生儿期常见急症。

是指由于心血管或非心血管疾病作用导致心脏前、后负荷增加,或心肌本身病变引起心脏泵血不能满足血液循环和组织代谢需要,继发神经、激素过度激活,以及心脏、血管、心肌细胞等异常导致的血流动力学改变所引起的综合征。

2. 病因:先天心血管畸形,严重心律失常,严重心肌病变,非心血管系统疾病(如低氧血症、严重感染、严重贫血等)。

3. 临床表现

(1)心动过速:安静时心率持续>180 次/分,可出现奔马律;心率>210 次/分提示室上性心动过速。

(2)呼吸急促:安静时呼吸持续>60 次/分。

(3)肝脏肿大:超过肋下 3 cm。

(4)心脏增大:较常见。

(5)循环衰竭:出现休克表现,皮肤可见花斑纹,体温不升,呼吸困难和呼吸急促等。

(6)其他:慢性心衰者出现气促,易疲劳,食欲减退,吸吮无力,喂养困难,出汗多,体重不增,外周水肿等。

4. 治疗

(1)病因治疗:治疗原发病及解除诱因是纠正心衰的重要措施。

(2)一般治疗:严密监护生命体征;保暖,维持适中温度;保持安静;抬高床头 15°～30°;供氧,必要时予呼吸机辅助通气;控制液体入量;纠正电解质紊乱。

(3)抗心衰治疗:①正性肌力药物包括快速起效的强心药(如肾上腺素、去甲肾上腺素、多巴胺、多巴酚丁胺、米力农),洋地黄类(地高辛);②利尿剂可减轻心脏前负荷,改善充血症状,包括速尿、螺内酯、氢氯噻嗪;③血管扩张剂可降低后负荷,增加每搏输出量,需血压稳定后使用,如硝酸甘油、卡托普利、硝普钠等。

(4)其他:体外膜肺氧合(ECMO)。

5.护理

(1)观察要点:①全身情况,如体重增长情况、水肿情况、生命体征,尤其是心率、心律、血压、血氧饱和度、呼吸等的变化;②休克早期的识别,如有无烦躁不安、呼吸急促、心率加快、面色青灰的情况;③肝脏增大情况;④周围循环,评估毛细血管充盈时间;⑤密切观察病情变化,做好抢救准备。

(2)用药护理:洋地黄类、儿茶酚胺类、米力农、利尿剂、血管扩张剂等。

(3)一般护理:保持环境适宜的温湿度,减少刺激,必要时予镇静。

(4)记出入量:每日测量患儿体重,观察有无水肿的表现。

(5)呼吸道管理:保持呼吸道通畅;合理氧疗,但依赖动脉导管的患儿用氧时需谨慎。

（6）预防感染，防止交叉感染。

（7）合理喂养及加强基础护理。

第五节　心血管系统常用药物

表 3-5-1　心血管系统常用药物一览表

药名	药理	用法	注意事项及不良反应
地高辛	洋地黄类正性肌力药	iv,po	1. 首先需洋地黄化，先给予总负荷量的 1/2，每 8 h 后给予总量的 1/4；静脉推注需＞10 min 2. 用药前后及用药时应密切监护，心率＜100 次/分时应暂停用药 3. 常见/严重不良反应：①胃肠道反应，如恶心、呕吐；②神经系统反应，如头晕、头痛；③精神性反应：心理障碍；④心血管系统反应，如心律失常、心肌缺血、传导阻滞、窦性心动过缓、血管收缩；⑤血液系统反应，如血小板减少症 4. 洋地黄中毒：①心血管系统表现为心律失常（常见室性早搏，其次为房室传导阻滞、阵发性房性/室性心动过速等）；②消化系统表现为拒奶、纳差、恶心、呕吐等；③神经系统表现为视物模糊或"色视"（黄视）、精神抑郁或错乱、嗜睡、头痛等 5. 洋地黄中毒的处理：立即停药，停用排钾利尿剂，监测心电图，遵医嘱用药

药名	药理	用法	注意事项及不良反应
多巴胺	α、β、多巴胺受体激动剂 正性肌力药	ivgtt	1. 小剂量[$0.5\sim2~\mu g/(kg \cdot min)$]：多巴胺受体，扩张肾、肠系膜血管，增加肾血流量及肾小球滤过率，尿量、排钠增加 2. 中剂量[$2\sim10~\mu g/(kg \cdot min)$]：$\beta_1$受体，增强心肌收缩力及心搏出量，增加收缩压 3. 大剂量[$>10~\mu g/(kg \cdot min)$]：α、β_1受体，心肌收缩力、心排血量及周围血管阻力增加，收缩压、舒张压均增高，抗休克 4. 药物过量可出现血压升高，应立即停药，必要时予 α 受体阻滞剂
多巴酚丁胺	α、β 受体激动剂 正性肌力药	ivgtt	1. $2\sim25~\mu g/(kg \cdot min)$ ivgtt，最大不超过 $40~\mu g/(kg \cdot min)$ 2. 主要作用于 β_1 受体，增强心肌收缩力、增加心搏出量→心排血量增加→肾血流量及尿量增加，降低外周阻力（降低后负荷） 3. 使用前应纠正低血容量；用药后 2 分钟内起效 4. 不良反应：心悸、恶心、头痛、胸痛、气短等，若出现收缩压增加、心率增快（与剂量有关），应减量或暂停用药
肾上腺素	α、β 受体激动剂	iv，气管内给药	1. 1 ml 原液＋9 ml NS 稀释为 1/10 000 浓度才能使用 2. $0.1\sim0.3$ ml/kg（$0.01\sim0.03$ mg/kg），iv；$0.5\sim1$ ml/kg（$0.05\sim0.1$ mg/kg）气管内注入 3. 用于抢救过敏性休克（需先补充血容量）、心脏骤停、与局麻药合用、鼻黏膜及齿龈止血等 4. 不良反应：①心悸、头痛、血压升高、眩晕、呕吐等；②心律失常

药名	药理	用法	注意事项及不良反应
呋塞米	强效利尿剂,增加水、钠、氯、钾、钙、镁、磷等的排泄	iv	1.1 mg/kg st(早产儿 24 h 一次,足月儿 12 h 一次),最大剂量可达每日 6 mg/kg 2. 不良反应:水、电解质紊乱(休克、低钾血症、低氯血症、低钠血症、低钙血症等),大剂量静脉快速注射时可有耳鸣、听力障碍,少见过敏反应
米力农	磷酸二酯酶抑制剂,正性肌力和血管扩张作用	ivgtt	1. 负荷量:50 μg/kg ivgtt($>$30 min),0.3~0.75 μg/(kg·min)维持[胎龄 $<$30 周,0.2 μg/(kg·min)维持]。小剂量表现为正性肌力作用,剂量增加时为扩张血管作用 2. 适用于对洋地黄、利尿剂、血管扩张剂治疗无效或效果不佳的各种原因引起的急、慢性充血量心力衰竭 3. 用药期间需监测心率、心律、血压 4. 不良反应:头痛、室性心律失常、无力、血小板减少,过量时有低血压、心动过速
布洛芬滴剂	非甾体类抗炎药	po	1. 首剂:10 mg/kg→第二、三剂:5 mg/kg,po(每日一次,连用 3 天) 2. 可抑制前列腺素的合成,从而促进动脉导管关闭 3. 不良反应:耐受良好,轻度的胃肠道不适,偶有皮疹和耳鸣等

第四章

消化系统

第一节　新生儿坏死性小肠结肠炎

1. 定义:新生儿坏死性小肠结肠炎(Neonatal Necrotizing Enterocolitis,NEC)是以腹胀、呕吐、腹泻、便血,甚至发生休克及多器官功能衰竭为主要临床表现,腹部 X 线检查以肠壁囊样积气为特征的胃肠道急症,是威胁新生儿生命的最常见疾病之一,出生体重<1500 g 的发病率为 5%~10%,病死率为 20%~30%,其中 30%~50%的 NEC 患儿需要手术治疗。

2. 病因:由多种因素所致肠黏膜屏障功能破坏、肠腔内食物积聚、细菌繁殖并产生大量炎性介质,引起肠壁损伤出血、糜烂、坏死甚至穿孔。

(1)早产:肠道功能不成熟、肠黏膜通透性高、免疫功能低下(SigA 含量低下),多见于出生体重<1500 g 的早产儿。

(2)感染及其炎症反应:为 NEC 的主要病因,可由细菌、病毒或真菌引起。

(3)缺氧缺血性损伤:出生窒息、脐血管置管、脐血管导管拔管后血栓形成、红细胞增多症、PDA 和左向右分流型先天性心脏病等可导致 NEC 发病率增加,可能与肠壁缺氧缺血及再灌注损伤有关。

(4)喂养不当:配方奶喂养、奶汁渗透浓度过高、加奶过快等,90% 的 NEC 患儿发病于喂养后。

(5)输血制品相关性 NEC:输注浓缩红细胞、大剂量丙种球蛋白等。

(6)药物:吲哚美辛、布洛芬、钙剂、维生素 E 等。

3. 临床特征

(1)典型症状:腹胀、呕吐、便血或腹泻三联征。腹胀最早出现且持续存在,首先表现为胃排空延迟,而后全腹胀,肠鸣音减弱或消失;呕吐可有胆汁或咖啡样物;腹泻或便血。

(2)全身非特异性感染中毒症状:体温不稳定、反应差、嗜睡、呼吸暂停、心动过缓、腹部花斑纹、休克等表现。

(3)足月儿 NEC 发病较早,主要表现为消化道症状,全身症状轻;早产儿 NEC 早期表现为非特异性,一旦腹胀常提示病情严重或已穿孔。

(4)腹部 X 线表现(图 4-1-1):发病开始 48~72 h应每隔 6~8 h 复查一次。确诊表现:①肠壁间积气,见于85% 的患儿;②黏膜下"气泡征";③门静脉积气:疾病严重的征象,病死率达 70％;④气腹征:提示肠坏死穿孔。

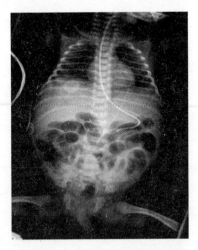

图 4-1-1　NEC 患儿腹部 X 线表现

4. 预防:①病因预防,预防早产,早产儿延迟脐带结扎,使用布洛芬关闭症状型 PDA;②推广母乳喂养,制定标准化喂养方案;③正确使用易诱发 NEC 的药物;④药物预防。

5. 治疗:使肠道休息,避免进一步损伤;纠正水、电解质和酸碱紊乱;减少全身炎症反应。

(1)禁食、胃肠减压:可疑病例禁食 2～3 天,确诊病例 10～14 天;腹胀消失、大便隐血转阴、肠鸣音恢复后可逐渐恢复饮食,以纯母乳开奶为宜,缓慢加奶,最大加奶量

≤20 ml/(kg·d)。

(2)抗生素治疗:早期、联合、静脉选用敏感抗生素治疗。

(3)治疗多器官功能不全:密切监测心、肺和血流功能,保证肠道供血,通过输入晶体液(生理盐水)或胶体液(白蛋白)、血管活性药物改善脏器灌注。

(4)机械通气:对心血管功能状态不稳定、呼吸暂停、高碳酸血症或低氧血症的患儿行机械通气。

(5)外科治疗:肠穿孔修补术、坏死性肠管切除肠吻合、腹腔冲洗及肠造瘘术等。

(6)腹腔引流术:对 VLBW 儿 NEC 合并穿孔、不能耐受手术者,作为剖腹手术的初步处理;作为明确剖腹手术前的计划性过渡。

(7)营养支持:全肠外营养。

(8)其他:监测实验室指标、影像学检查结果等。

6. 护理要点

(1)观察要点:密切观察病情,观察要点见表4-1-1。

表4-1-1 NEC病情观察要点

项目	主要内容
生命体征	面色、体温、心率、呼吸、经皮氧饱和度、血压、神志、外周循环情况、疼痛程度
营养状况	每日测量体重,监测24小时出入量

项目	主要内容
腹部情况	腹部皮肤颜色、腹胀变化情况、腹部张力、肠鸣音,监测腹围 呕吐次数及性质、呕吐物性状及量;大便性状、量及次数;引流物的颜色、量及性状
并发症	败血症:发热或体温不升,不吃、不哭、不动、神萎、嗜睡、黄疸等感染中毒症状 休克:面色苍白,四肢冰凉,皮肤花斑,脉搏细速,毛细血管充盈时间延长,血压下降,少尿或无尿,严重者 DIC、酸碱平衡紊乱

(2)对症支持护理:减轻腹胀、腹痛,控制腹泻。①立即禁食,腹胀明显者行胃肠减压;②对烦躁哭闹的患儿给予镇静药;③避免触摸、压迫患儿腹部,腹胀明显时不穿尿不湿,勿让患儿俯卧位,可取侧卧位;④集中操作,减少刺激;⑤造瘘口的护理。

(3)营养支持:禁食期间保证肠外营养液的输注,维持水电解质平衡,保证营养;腹胀消失、肠鸣音恢复、大便隐血转阴和腹部平片恢复正常可恢复喂养;准确记录24h出入液量。

(4)用药护理。

(5)加强基础护理:口腔、皮肤、臀部护理等。

(6)预防感染:消毒隔离、手卫生、定期对医护人员做咽拭子培养,发现感染或带菌者要调离相关岗位,以防交叉感染。

（7）健康教育：疾病、喂养、消毒隔离、随访等相关知识。

第二节 先天性巨结肠

1. 定义：先天性巨结肠（Congenital Megacolon）又称无神经节细胞症（Aganglionosis），是由于结肠远端或直肠缺乏神经节细胞造成病变肠段不能松弛，引起排便受阻，导致近端肠管代偿扩张或肥厚而形成的一种肠道发育畸形，如图 4-2-1。

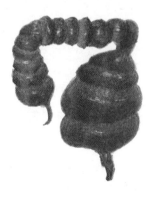

图 4-2-1 先天性巨结肠

2. 病理生理：病变段肠壁神经节细胞减少或缺如使其失去正常推进式正常蠕动，处于持续痉挛状态，使粪便排出受阻,长期粪便淤积使痉挛近端肠管逐渐扩张、肥厚而形成巨结肠。典型改变:明显狭窄段和扩张段。

3. 分型:根据病变范围、部位、痉挛段长度可分为五种类型。

(1)普通型:最常见,占 75%,病变自肛门向上达乙状结肠远端。

(2)短段型:占 20%,病变局限于直肠远端,距肛门不超过 6.5 cm。

(3)长段型:占 3%~5%,病变自肛门向上达乙状结肠或降结肠。

(4)全结肠型:占 5%,病变包括全部结肠及回肠末段。

(5)全肠型:较少见,病变累及全结肠及回肠,甚至十二指肠。

4. 临床表现:①不排胎便或胎便排出延迟,出现不同程度的梗阻症状,呈进行性加重,腹部逐渐膨隆;②腹胀,腹围明显大于胸围,腹胀呈进行性加重,腹胀严重时影响呼吸;③呕吐;④体征,直肠指诊可有直肠内括约肌痉挛和直肠壶腹部的空虚感,直肠指诊或温盐水灌肠后常有大量胎粪及气体呈"爆炸式"排出而症状缓解。

5. 并发症:小肠结肠炎、肠穿孔、营养不良、贫血、感染等。

6. 诊断:对于临床症状疑似先天性巨结肠者可先行

结肠造影筛查,判断是否需要进一步检查,直肠肌层活检证实肌间神经节细胞缺如是诊断巨结肠的"金标准"。

7. 治疗:①保守治疗:包括泻药、灌肠、扩肛等;②结肠灌洗:用于术前准备,导管插入深度需超过痉挛段,用温生理盐水反复灌肠,每次约 100 ml,同时按摩腹部,使积粪排尽;③结肠造瘘术;④根治手术:经肛门直肠内结肠拖出术。

8. 术前护理

(1)观察要点:①生命体征;②消化系统,如观察腹胀、呕吐、大便情况,同时观察呕吐物及大便颜色、量、性质等;③并发症,观察有无小肠结肠炎、肠穿孔的表现,有无贫血、感染相关征象等。发生小肠结肠炎时主要表现为持续高热、呕吐、腹胀、腹泻,肛检时大量奇臭粪便和液体排出。

(2)结肠灌洗:是将温生理盐水或抗生素通过肛管直接注入结肠内,进行回流灌洗,从而解除积存的粪便、减轻腹胀、改善肠内微生态环境,灌洗量 100 ml/(kg·d)。灌洗过程中可配合腹部按摩,每日 1~2 次,手术当日要求灌出液如清水样;灌肠中严密观察病情变化,如灌出液中有血性液体,应立即停止操作,查找原因,警惕发生肠穿孔。

9. 术后护理

(1)肛管的护理:妥善固定,及时更换肛管末端便袋,观察引流物的性状,适当约束患儿下肢,以免肛管滑脱,3~5 天后拔出肛管。

(2)导尿管护理:妥善固定,每日尿道口护理 4 次,术后 3 天予拔出。

(3)结肠造瘘的护理。

(4)营养支持:维持营养及水、电解质平衡。

(5)用药护理:术后常规应用抗生素预防感染。

(6)并发症观察:便秘复发、污粪、吻合口瘘等。

(7)加强基础护理:肛周护理、臀部护理。

(8)健康教育:指导家属术后 1 个月、3 个月、6 个月、2 年常规随访,定期评估患儿的排便及控便能力。

第三节 先天性膈疝

1. 定义:先天性膈疝(Congenital Diaphragmatic Hernia,CDH)是一种因膈肌闭合不全,导致腹腔脏器通过缺损处进入胸腔,干扰肺部正常发育的一种疾病。缺损范围可为一个小孔或完全没有横隔膜。85%~90%的 CDH 发生于左侧,极重症患儿死亡率高达 75%,致死原因主要为肺发育不良及肺动脉高压。见图 4-3-1。

2. 分类:①胸腹裂孔疝,又称 Bochdalek 疝,占 85%~90%;②胸骨后疝,又称 Morgagni 疝,占 2%~6%;③食管裂孔疝,仅占少数。

3. 生理特点:膈肌缺损、腹腔脏器疝入胸腔压迫肺,肺发育不良及合并其他畸形。

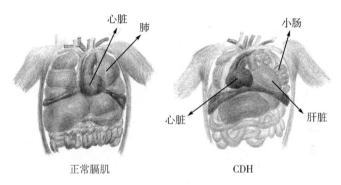

图4-3-1　正常膈肌与先天性膈疝对比图

(1)左侧膈疝:较多见(>80%),常见疝内容物有胃、大网膜、结肠、小肠、脾、肾和胰腺等。

(2)右侧膈疝:常见疝内容物有肝、小肠和结肠。

4. 临床表现:与膈疝类型、移位腹腔脏器性质和数量、空腔内脏是否并发扭曲或狭窄,以及肺发育不良的严重程度有关。

1)轻症:出生时一般情况尚好,出生后吞入空气后症状逐渐加重。

(1)呼吸系统:阵发性呼吸困难及发绀,哭闹或吃奶时加重。

(2)患侧胸廓:活动度变小,听诊肺泡呼吸音减弱或消失,可闻及肠鸣音,胸部叩诊呈鼓音或浊音,健侧卧位时症状加重。

(3)心脏:移向对侧。

(4)腹部:呈舟状腹,可见反常呼吸。

2)重症:出生前已有腹腔脏器疝入胸腔压迫心肺,出生后迅速出现呼吸、循环衰竭。

(1)肺发育不良:呼吸衰竭,胸腔压力增加,肺不张,呼吸窘迫、发绀甚至呼吸停止,病死率高。

(2)纵隔移位:心搏出量减少、脉搏快弱,静脉回流受阻、肺静脉压力增高,严重缺氧和循环衰竭。

(3)肠梗阻或肠旋转不良:剧烈呕吐,腹胀不明显。

(4)合并感染:极易引起肺炎或败血症。

5. 处理及治疗

(1)宫内治疗:①肝在膈肌下,妊娠早期行胎儿手术,做宫内膈肌修补术,妊娠后期在严密监护下出生后再治疗;②肝在膈肌上,宫内做暂时性胎儿镜腔内气管阻塞术(FETO)以促进肺继续发育。

(2)手术治疗:目前主张膈疝延期手术,修补疝孔、回纳疝内容物以促进患侧肺扩张;手术方式可分为经腹手术、经胸手术、膈疝修补术、腹腔镜或胸腔镜手术等。

6. 术前护理

(1)临床评估关键:①待胎头娩出后尽快安置胃管,行胃肠减压;②立即气管插管(球囊面罩正压通气将使空气进入消化系统,进一步加重病情),行呼吸机辅助通气;③正压通气后立即抽出胃内气体;④进入病房后重点评估呼吸状态及循环灌注情况。

(2)体位:头高足低位,使膈肌下降,增加胸腔空间,以利于肺复张。

(3)呼吸支持:有创呼吸机辅助通气,必要时予 NO 吸入治疗。避免使用球囊加压给氧和持续呼气末正压通气(CPAP),根据患儿情况选择在术前或术后使用 EC-MO。

(4)气道管理:保持呼吸道通畅。

(5)禁食、胃肠减压:减轻胃肠胀气对肺的压迫。

(6)用药护理:遵医嘱使用前列地尔注射液静脉输入,心脏支持可使用肾上腺素、血管加压素或多巴胺。

(7)病情观察要点:①生命体征、神志、精神状态及反应、呼吸状态和呼吸频率;②腹胀情况、肠鸣音情况;③保持大便通畅;④观察末梢循环灌注情况,记录 24h 出入量。

7. 术后护理

(1)呼吸道管理:膈疝术后患儿呼吸道管理极为重要。

(2)体位:抬高床头,促进肺复张,减轻疼痛并促进胸腔积液排出。

(3)禁食、胃肠减压:密切观察腹胀情况,若有异常,及时报告医生进行处理。

(4)喂养:循序渐进,逐渐增加,尽量选择母乳喂养。

(5)病情观察:严密监测心率、血压、尿量及内环境变化。

(6)并发症观察:主要包括肺功能异常、胃食管反流(40%)、膈疝复发(5%～20%)、肠梗阻、生长发育障碍及神经功能异常等。

(7)基础护理:同术前。

(8)健康教育。

第四节 食管闭锁和气管食管瘘

1. 定义:先天性食管闭锁(Esophageal Atresia,EA)是胚胎期食管发育过程中空泡期原肠发育异常所致畸形,可单独存在,合并气管食管瘘多见。发病率为 1/4000～1/2500,男多于女。

气管食管瘘(Tracheoesophageal Fistula,TEF)是指气管与食管之间分隔不全,形成气管食管瘘道,可单独存在,常与 EA 同时存在。发病率为 1/4000～1/3000。生后即出现口吐泡沫、呛咳、呼吸困难。

2. 病理分型

EA 与 TEF 常同时存在,约占 90%,仅少数无瘘管。Gross 五型分类法,见下图 4-4-1。

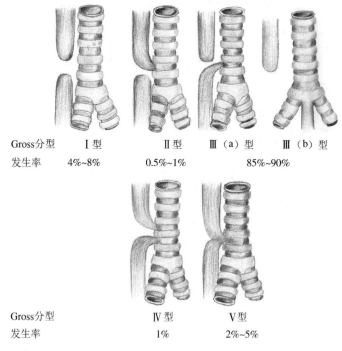

Gross 分型	Ⅰ型	Ⅱ型	Ⅲ（a）型	Ⅲ（b）型
发生率	4%~8%	0.5%~1%	85%~90%	

Gross 分型	Ⅳ型	Ⅴ型
发生率	1%	2%~5%

图 4-4-1 先天性食管闭锁合并气管食管瘘 Gross 五型分类

　　Ⅰ型——食管上下两端不连接，各自成盲端，未与气管相连，无气管食管瘘；较少见，占 4％~8％。

　　Ⅱ型——食管上端与气管相连接，下端呈盲端；较少见，占 0.5％~1％。

　　Ⅲ(a)型——食管下端和气管相连接（连接处在气管分叉稍上处），上端呈盲端。

Ⅲ(b)型——食管下端和气管相连接(连接处在气管分叉处),上端呈盲端。Ⅲ型最多见,占 85%～90%。

Ⅳ型——食管上下端均与气管相通;较少见,占 1%。

Ⅴ型——无食管闭锁,但是瘘管与气管相通,占 2%～5%。

3. 临床表现

(1)口吐白沫:出生后即出现唾液增多,不断从口腔外溢,频繁吐沫;因咽部充满黏稠分泌物,呼吸时呼噜作响,呼吸不畅,吸气时分泌物易误吸入气管。

(2)呕吐、呛咳:第一次喂奶后即开始呕吐,或剧烈呛咳及青紫,甚至发生窒息,经咳嗽或清理呼吸道后症状缓解,每次喂奶后反复出现上述症状。

(3)舟状腹/腹胀:无气管瘘者腹部呈舟状凹陷;有气管瘘者,因大量空气自瘘管进入胃内,腹胀明显。

(4)排便情况:最初几天有胎便排出,后仅有肠分泌液排出。

(5)病情进展情况:患儿很快发生脱水和消瘦,易继发吸入性肺炎;可出现发热、气促、呼吸困难等,易出现肺不张。若不早期诊断及治疗,多数患儿在 3～5 天死亡。

4. 诊断

(1)临床特征:患儿生后表现为唾液过多;喂奶后出现呛咳、青紫;胃管插入困难,8～10 cm 时受阻而从口腔折返。

（2）X线检查：可确诊，经导管注入造影剂后胸部正侧位片可发现食管近端盲端。

5. 治疗：早期诊断是治疗成功的关键，出生后 24～72h 行手术治疗。手术分为开放式或胸腔镜手术，根据患儿情况选择行即刻修复、延期手术和分期修复等不同手术方法。

6. 术前护理：关键是防止吸入性和反流性肺炎，另外还包括保温、补液、抗炎和全身状况维持等。

（1）加强支持治疗：保暖、给氧、禁食、胃肠减压。

（2）体位：侧卧位或半卧位，头部抬高 30～40°，以避免发生胃食管反流；持续清理口腔分泌物，避免口腔分泌物不能下咽而引起呛咳，防止吸入性/反流性肺炎。

（3）营养支持：纠正脱水和酸中毒，合理静脉营养。

（4）抗感染：抗生素控制肺部感染。

（5）血气分析：动态血气分析，以监测肺功能。

7. 术后护理

（1）常规：保暖、维持环境温度和湿度稳定，持续监测生命体征，维持血气及水、电解质平衡。

（2）呼吸支持：常规使用呼吸机 24～48 h，自主呼吸平稳后撤机。

（3）抗感染：使用广谱抗生素预防和治疗肺炎。

（4）营养支持：全肠外营养支持治疗。术后 3～5 天可经鼻胃管微量喂养，胃造瘘者术后 48 h 可经造瘘管喂养。

（5）术后 7～10 天行上消化道造影了解吻合口愈合情况。

（6）并发症观察

1）近期并发症：肺炎、食管吻合口瘘（10％～15％）、严重狭窄（5％～10％）、食管气管瘘复发（＜10％）、胃食管反流（50％）、气管软化（25％）导致气管阻塞等。

2）远期并发症：吞咽困难，生长发育迟缓，呼吸系统疾病（如支气管炎、慢性咳嗽、肺炎、哮喘等）。

8. 临床评估处理关键点

新入患儿出现以下情况则高度怀疑为食管闭锁和/或气管食管瘘。

（1）出生后唾液过多，喂奶后出现明显呛咳、青紫，清理呼吸道后缓解，且反复出现以上情况。

（2）胃管置入困难，8～10 cm 时遇阻。

（3）安置胃管过程中发现胃管尖端反复从口腔折返。

第五章

常见产伤性疾病

第一节　头皮水肿

1. 定义:头皮水肿(Caput Succedaneum)也称为产瘤或先锋头,是产伤中最为常见的情况之一,是由于阴道分娩时顶枕部皮肤受压,导致皮肤挫伤伴组织水肿及渗出。

2. 临床表现

(1)顶枕部弥漫性头皮与皮下组织肿胀,呈凹陷性水肿,边界不清,无波动感。

(2)可导致头皮变色,局部可出现淤斑及淤点。

(3)范围可超过中线与骨缝,生后不膨胀。

3. 治疗与护理

(1)观察要点:①是否合并头颅血肿及帽状腱膜下出血;②水肿消退情况;③生命体征。

(2)一般不需要特殊处理,出生后数日内自行吸收而消退。

(3)组织坏死时要保护创面,促进愈合,预防感染。

第二节　头颅血肿

1. 定义：头颅血肿（Cephalohematoma）多由分娩时骨膜下血管损伤破裂致血液聚集而成，血肿局限于骨膜下。常发生于胎头吸引、产钳助产及臀位产。

2. 临床表现

（1）多为顶骨、枕骨部位的局限性肿块，有波动感，边缘清晰，不超过骨缝。

（2）局部头皮颜色正常。

（3）通常出现在头部一侧，也可出现在双侧；生后可膨胀。

（4）并发症：贫血、低血压、黄疸加重或持续不退；继发感染时头颅血肿可迅速增大；巨大血肿可出现机化、钙化，最终形成骨性肿块。

3. 治疗与护理

1）观察要点：①全身情况：生命体征；②神经系统：意识、肌张力；③局部观察：血肿有无增大，血肿处张力及色泽变化，有无形成血肿骨化，密切观察是否发生继发感染；④仔细查体：追踪有无皮肤损伤情况，必要时剃除毛发；⑤并发症的观察：贫血、皮肤黄染等情况。

2）一般护理

（1）体位：健侧卧位，避免血肿受压，q2h 更换体位。

（2）卧床：头颅血肿较大且压力高时暂停沐浴，改为床旁擦浴。

（3）保持安静：减少头部操作，避免刺激，减少哭闹。

3）血肿的护理

（1）巨大血肿需加压包扎，注意头部其他部位颜色变化，防止受压。

（2）怀疑血肿部位感染时，应穿刺培养确诊，进行抗感染治疗，确定继发感染时需切开引流。

（3）一旦发生血肿骨化，需行手术治疗。

4）对症护理：出现贫血或低血压、黄疸时对症处理。

5）合理喂养及加强基础护理。

第三节 帽状腱膜下血肿

1. 定义：帽状腱膜下血肿（Subgaleal Hematoma，SGH），是分娩过程中由于机械因素导致骨膜与帽状腱膜之间的血管破裂出血。常见原因是胎头吸引术或产钳助产分娩时，牵引力将帽状腱膜与颅骨分离所致。

2. 临床表现

（1）为跨越骨缝的质硬或波动感肿块，为游走性出血，血肿较弥散，可随体位变动，不受骨膜限制。

（2）轻症：头颅肿块常不明显，仅表现为头围增大、头颅肿胀、有波动感、界限不清等。

（3）重症：出血范围可达前额和颈项部，前囟扪不清，眼睑水肿，面部皮肤颜色青紫。

（4）发生大出血及失血性休克可导致贫血、面色苍白、心动过速及低血压，甚至死亡，病死率为12%～14%。

3. 鉴别诊断：帽状腱膜下血肿需与头皮水肿、头颅血肿相鉴别，见图5-3-1、表5-3-1。

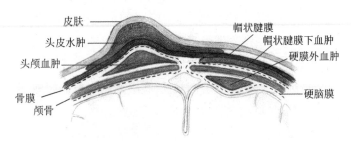

图5-3-1　头皮水肿、头颅血肿示意图

表5-3-1　头皮水肿、头颅血肿及帽状腱膜下血肿鉴别要点

	头皮水肿（产瘤/先锋头）	头颅血肿	帽状腱膜下血肿
病因	头皮的血循环/淋巴循环受阻，血管渗透性改变形成皮下水肿	骨膜下血管破裂	由于机械因素将帽状腱膜与颅骨分离，导致位于骨膜与帽状腱膜之间的血管破裂出血
出现时间	出生时就发现	出生后几小时至数天	出生后4小时内出现
部位	头先露部皮下组织	位于骨上，顶骨或枕骨骨膜下	帽状腱膜与骨膜之间

续表

	头皮水肿（产瘤/先锋头）	头颅血肿	帽状腱膜下血肿
形状	稍平坦，梭状或椭圆形，边界不清楚	稍隆起，圆形，边界清楚	质硬或波动感肿块，界限不清
范围	不受骨缝限制，可蔓延至全头	不超过骨缝界限	跨越骨缝
局部情况	头皮红肿、柔软无弹性，压之凹陷、无波动感，可移动位置	肤色正常，稍硬、有弹性，压之无凹陷、有波动感，固定、不易移动	游走性出血，头围较正常增大，头颅肿胀、有波动感
消失时间	出生后2～4天	需2～4个月	视出血量多少而定，通常在急性期1～2周恢复

4. 处理

（1）观察要点：①全身情况：生命体征，尤其是血压，早期识别失血性休克症状；②局部情况：头部肿块的进展情况。

（2）轻症以对症治疗为主，如有明显失血则以积极抗休克为主；需输血时少量多次补充血容量，重症者需外科加压包扎止血及手术清创。

第四节　锁骨骨折

1. 定义：锁骨骨折（Fracture of Collar Bone）为产伤性骨折中最常见的一种类型，发生率为0.46%。多由肩难产引起,常发生在锁骨的中央或中外 1/3 处,呈横行骨折(有移位)或不完全性骨折(青枝骨折),多为单侧,5%的病例合并臂丛神经损伤。

2. 临床表现

(1)患儿表现为双上肢活动度不一,患侧上臂运动不灵活或不愿移动,有的甚至完全失去运动能力,呈"假性麻痹",疼痛侧紧贴胸壁。

(2)移动患侧上臂时新生儿哭闹,触诊局部肿胀、压痛、骨摩擦感,锁骨上凹消失,骨折使锁骨重叠或成角畸形。

(3)患儿拥抱反射减弱或消失。

(4)青枝骨折易漏诊,待局部愈合骨痂隆起时被发现。

3. 治疗与护理

(1)一般不需要特殊处理,可完全自愈,不影响功能。

(2)保持患儿舒适体位,轻柔操作。

(3)治疗要点:①患侧上肢可屈肘 90°固定于胸壁;②2 周后复查 X 片了解愈合情况;③必要时止痛。

第六章

常见外科疾病

第一节　神经管畸形——脊柱裂

1. 定义:神经管缺陷(NTDs)是胚胎期3~4周因某些因素造成神经管闭合受阻所导致的神经管闭合不全而引起的先天性中枢神经系统畸形,主要包括无脑畸形、脑膨出、隐性脊柱裂和脊髓脊膜膨出等。我国发生率为0.45‰,男女发病比为1:(2~4),农村发病率高于城市。

2. 脊柱裂(Spina Bifida)是胚胎早期椎弓发育障碍,椎管闭合不全,是神经管缺陷中最常见的类型。可发生在脊椎的任何部位,如颈椎、胸椎、腰椎和骶椎,以腰骶部最常见(如图6-1-1)。

3. 脊椎裂分类

(1)隐性脊柱裂(Spina Bifida Occulta):椎体中线缺陷,不伴有脊髓或脊膜膨出,主要为神经管尾端异常(如图6-1-2A)。

(2)显性脊柱裂:椎管内容物通过缺损向椎管外膨

出,在背部皮下形成囊性包块。①脊膜膨出(Meningo-cele)：囊性包块中含有脊膜(图6-1-2B)；②脊髓膨出(Myelocele)：囊性包块中含有脊髓；③脊髓脊膜膨出(Myelomeningocele)：囊性包块中含有脊膜和脊髓(图6-1-2C)。后两者多见,占95%。

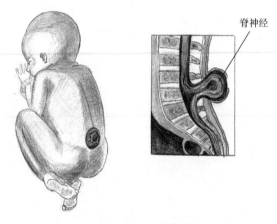

脊神经

图6-1-1 脊柱裂

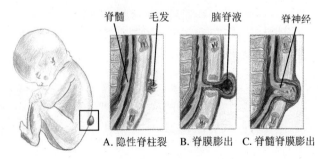

脊髓　　毛发　　脑脊液　　脊神经

A.隐性脊柱裂　B.脊膜膨出　C.脊髓脊膜膨出

图6-1-2 脊柱裂分类

4. 临床表现

1)隐性脊柱裂:大部分临床无症状,且无神经系统体征,大多在 X 线检查时无意中发现,可见椎板缺损位于第 5 腰椎和第 1 骶椎处,脊膜、脊髓、神经根无异常。新生儿期若发现腰骶部毛发增生、色素斑、表皮窦、脂肪瘤,提示可能存在隐性脊柱裂,需行脊柱 X 线检查确诊。

2)显性脊柱裂

(1)局部包块:背部中线颈、胸或腰骶部可见一大小不等囊性包块,圆形或椭圆形;哭闹时包块膨大,压迫包块则前囟膨隆,提示膨出包块与蛛网膜下腔相同。包块透光试验:单纯脊膜膨出者透光度高,内含脊髓神经根者,可见包块内阴影。

(2)神经损害症状:不同类型脊柱裂神经损害症状见表 6-1-1。

表 6-1-1 不同类型脊柱裂神经损害症状

	单纯脊膜膨出	脊髓脊膜膨出		
		下骶部膨出	中腰部膨出	上胸段或颈部膨出
症状	无神经系统症状	大小便失禁、会阴区感觉消失,无运动功能损害	下肢迟缓性瘫痪、腱反射及痛触觉消失,下肢姿势异常、肛门括约肌松弛、持续尿液滴漏	轻微神经系统异常,多数无脑积水

(3)其他症状:①中枢神经系统异常:Chiari Ⅱ畸形、脑积水,大脑脑室异常、脊髓空洞症、脑干畸形等;②少数膨出向胸腹腔、盆腔生长,出现相应的内脏压迫症状;③多器官和组织功能紊乱(骨骼、皮肤、胃肠、泌尿生殖道),并出现相应的症状。

5. 诊断:根据出生后背部发现囊性肿物、神经系统症状、脊柱 X 线检查以及 CT 和 MRI 扫描可明确诊断。

6. 治疗及护理

隐性脊柱裂无需特殊治疗,显性脊柱裂应早期手术修复膨出,产前诊断发现后可行胎儿镜手术在子宫内修复。

1)术前护理

(1)膨出物护理:显性脊柱裂应保持囊肿局部皮肤的清洁、湿润,使用温生理盐水纱布覆盖囊肿,再在上面覆盖一层油纱锁水。

(2)体位护理:取侧卧位或俯卧位,切不可扭曲或牵拉,避免压迫、摩擦膨出物,防止膨出脊膜囊壁破裂;定时翻身,囊肿大者需两个护士共同完成翻身,从俯卧位进行翻身,禁止从仰卧位翻身。

(3)预防感染:保持病室空气新鲜,定时通风换气,预防交叉感染;每班观察囊肿皮肤有无刺激或破溃,及时给予处理,防止继发感染。

(4)用药护理:使用抗生素抗感染。

（5）病情观察：q4h进行神经系统检查，观察膨出物有无增大及双下肢活动情况；密切监测患儿头围及前囟张力情况；如患儿有哭闹，应及时进行安抚，必要时使用镇静剂。

（6）警惕囊壁破裂：密切观察囊壁（包膜）的完整性及血运情况，若破溃时间短，无污染，应尽早手术；对于局部感染严重者，应进行抗感染治疗，争取在创面清洁或近于愈合时再施行手术。

（7）大小便护理：选用柔软舒适的纯棉尿布，囊性包块与肛门处使用隔板遮挡，以防囊肿被粪便污染；大小便后及时更换尿布，便后用温水清洗臀部，防止臀红。

（8）心理护理：本病为先天发育畸形疾病，应向家属介绍其治疗及预后情况，并说明手术的必要性及重要性，以减轻家属对手术的恐惧心理。

2）术中处理措施

（1）48 h内将患儿俯卧位于软枕上，然后再侧卧位与俯卧位交替，直至神经外科医生评估患儿已完全清醒为止；48 h内严格卧床休息，必要时更长。

（2）术后神经系统检查 q1 h×4 次，q2 h×8 次，q4 h或根据病情需要检查。

（3）臀部略抬高，切口敷料上用小沙袋加压，以促进切口愈合，防止脑脊液漏。

（4）伤口与肛门之间使用隔板遮挡，以免被大便污染。

3)术后护理措施

(1)疼痛护理。

(2)感染预防措施:护理时严格无菌操作,遵医嘱使用抗生素。

(3)生活护理:保持床单清洁干燥;对肛周皮肤进行预防性或治疗性护理,防止粪便污染伤口;安抚患儿,避免剧烈哭闹;保持病室安静,减少刺激,各项操作集中进行。

(4)伤口护理:观察伤口渗血渗液情况,保持伤口敷料清洁干燥。

(5)引流管护理:术后留置引流管者,观察引流液性质并记录引流量,保持引流管通畅,防止扭曲、受压及脱出。

(6)并发症观察:颅内感染、急性脑积水、脑脊液漏等。

(7)出院准备:经神经外科医生评估患儿能仰卧位安全睡眠 48 h 后才能考虑出院。

(8)健康教育:指导家属患儿出院后应长期随访,尤其注意监测膀胱功能,及时发现泌尿系统的损伤,从而提高其生活质量。

第二节 腹裂

1. 定义:腹裂(Gastroschisis)是指脐带周围腹壁全层缺损而致内脏向体外脱出,很少伴有其他系统畸形。发生率约为 1/30000,是脐膨出的 1/10,男多于女,多见于早产儿或小于胎龄儿,见图 6-2-1。

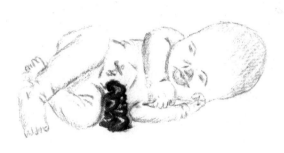

图 6-2-1 腹裂

2. 合并症:合并其他畸形率低,多为消化道畸形,如肠闭锁(10%~15%)、肠旋转不良、短肠畸形、小肠与结肠有共同系膜或 Meckel 憩室等。

3. 临床表现

(1)局部表现:脐带、脐环正常和完整,腹壁裂口可位于脐旁左侧或右侧,绝大多数位于右侧(约 80%);内脏和部分结肠通过腹壁缺损向外突出,无囊膜覆盖;肠管水肿并增厚、无光泽；肠壁水肿和肥厚使肠管明显缩短，有的仅为正常肠管的1/4。

(2)全身表现：可表现为低体温、脱水、酸中毒、腹腔感染和败血症。

(3)并发症：肠缺血和肠坏死、硬肿症等。

4. 鉴别诊断：见本章第三节表6-3-2。

5. 治疗及护理

1)产前处理：不主张宫内修补。

2)产后处理：①一期修补术：适用于腹裂较小、疝出物较少及腹腔整体发育较好的情况；②延期修补术：先置入Silo袋，通过Silo袋逐渐加压还纳内脏，然后再手术关腹，该方法是目前国际上最普遍、最流行、成功率最高的一种手术方式。

3)术前护理

(1)一般处理：无菌、保暖保湿是基本要求。①注意保暖，新生儿娩出后立即检查肠管有无扭曲及血供情况，再使用温生理盐水纱布包裹肠管，上面覆盖防水保鲜膜，以防水分及热量丢失；②注意防止扭转，即刻转移至新生儿重症监护病房。

(2)降低肠道压力：持续胃肠减压，定时抽吸（通常q2 h使用2 ml生理盐水进行冲洗）。

(3)肠道检查后由外科医生在床旁置入Silo袋（如图6-2-2C），其具体护理如下：①外科医生常规qd或bid

向下挤压 Silo 袋(如图 6-2-2D、E、F、G);②密切监测
Silo 袋中内脏/肠的外观;③密切观察患儿呼吸以及循环
情况;④监测 Silo 袋的压力,确保其不会太紧或太松;⑤
使用浸湿了聚维酮碘的纱布缠绕在 Silo 袋的底部
(图 6-2-2D)。

　(4)一旦大多数肠/内脏被回纳到腹部,就应行手术
闭合。通常需要行肠切除和吻合术(图 6-2-2H、I)。

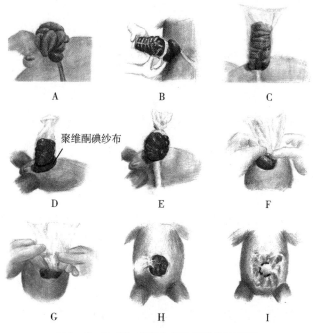

图 6-2-2　Silo 袋置入及处理流程示意图

（5）补液/营养支持：全静脉营养，维持水、电解质平衡，液量应为正常足月儿的 2～3 倍。

（6）合理使用抗生素：预防感染。

（7）灌肠：辅助给予温生理盐水灌肠，以帮助还纳。

4）术后护理

（1）呼吸监测：由于腹内压增加，可能会发生呼吸窘迫。

（2）警惕腹腔筋膜间室综合征：可通过监测膀胱压力来间接监测腹腔内压力。

腹腔筋膜间室综合症（Abdominal Compartment Syndrome，ACS），又称为腹腔间隙综合征、腹腔室隔综合征等，是由于各种原因导致腹腔内压力进行性、急剧升高，影响腹腔内、外组织器官的血液循环，进而引起器官系统功能损害的一种临床综合征。ACS 最易累及心血管系统、泌尿系统和呼吸系统，其次为胃肠道、肝脏和中枢神经系统。通过连续监测膀胱压力可间接监测腹腔内压力，是早期发现 ACS 的金标准。

（3）强化无菌操作：术后应重视腹壁伤口处理，警惕腹壁伤口裂开；合理使用抗生素预防感染。

（4）喂养护理：早期应全肠外营养，待肠道功能恢复后尽可能提供经口喂养，或者肠道内持续喂养；因胃肠道动力障碍和胃食管反流会导致喂养不耐受，应密切观察。

（5）并发症观察：NEC（较 ACS 发生率低）、短肠综合征、喂养不耐受等。

(6)健康教育。

第三节 脐膨出

1. 定义:脐膨出(Omphalocele)是先天性腹壁发育不全、脐周皮肤组织缺损,腹腔脏器在一薄层腹膜的包裹下膨出于体外(图6-3-1)。多见于早产儿(约33%)、小于胎龄儿(约20%),男多于女。

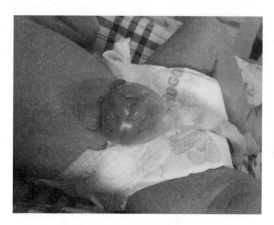

图6-3-1 脐膨出

2. 合并症:合并畸形率可达74%,如:异位心脏、胸骨与心包缺损、膈疝及肺发育不良者,称 Cantrell 五联症;Beckwith-Wiedeman综合征、13或18三体综合征、肠旋转不良、肠闭锁、泌尿生殖系统畸形等。

3.临床表现及分型:膨出器官由腹膜和羊膜组成的薄透明膜(囊膜)覆盖,可以在子宫内破裂并被误认为是腹裂。缺陷形成越早,囊就越大;脐带是膨出的一部分,不可分开。见表6-3-1、图6-3-2。

表6-3-1　脐膨出分型及临床表现

分型	腹壁缺损直径	囊内容物	囊与脐带的关系
巨型脐膨出	>5 cm	小肠、结肠、胃、肝、脾、胰腺、膀胱、卵巢等	脐带附着于囊下部较低处
小型脐膨出	<5 cm	只有小肠	可见正常脐带,囊性膨出物位于脐带根部

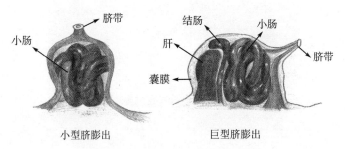

图6-3-2　巨型脐膨出与小型脐膨出

4. 鉴别诊断

表 6-3-2　脐膨出与腹裂的区别

	脐膨出	腹裂
缺损	一般较大,多在 2～10 cm	较小,多在 2～4 cm
脐带部位	位于包膜囊的顶端	多位于缺损左侧(80%)
包膜囊	存在,在宫内或出生时可破裂	不存在包膜囊
内容物	小肠、结肠、肝脏等	多为小肠
肠管质量	正常	水肿,功能较差
营养状况	正常	不良
伴发畸形	30%～70%合并其他畸形	除肠旋转不良、肠闭锁等消化道畸形外,其他畸形不多见
家族史	有	无
对比图		

5. 治疗及护理

1)产前处理:产前已确诊的脐膨出不主张宫内修补,应到期分娩。巨型脐膨出应剖宫产,小型脐膨出除有其他产科剖宫产指征外均应采用阴道分娩。出生后应于产房内或近邻手术室施行手术。

2)产后处理:应结合缺损大小、腹腔容量、缝合腹壁张力、患儿病情等情况选择一期修补术、二期修补术或分期整复修补术等。

3)术前护理:重点做好体温管理、预防感染和纠正水、电解质平衡失调。

(1)覆盖囊膜:①囊膜完整者生后立即使用0.9%无菌温生理盐水浸湿的纱布覆盖膨出部分,外面再覆盖一层塑料保鲜膜或将患儿整个身体置于专用肠袋内,以防水分蒸发和热量丢失;②囊膜破裂者生后用干净保鲜膜包裹躯干及暴露内脏,包裹时应注意防止肠管扭转,避免使用湿热包裹,因冷却过程会损失过多热量使患儿体温下降。

(2)禁食、胃肠减压:防止呕吐、吸入性肺炎和胃肠道充气膨胀。

(3)静脉补液:补充水、电解质,预防性使用抗生素。

4)术后护理:重点做好体温管理、生命体征监测及呼吸道管理。

(1)保暖:暖箱中保暖,密切监测体温变化情况。

(2)加压包扎:腹壁修补术后使用弹力绷带加压包扎,以防切口裂开;尽量保持患儿安静,避免因咳嗽、哭闹使腹压突然增高而发生切口裂开。

(3)禁食、胃肠减压:保证腹壁修补愈合,待胃肠功能恢复时可开始喂养。

(4)营养支持:静脉营养维持水、电解质平衡,必要时补充白蛋白。

（5）合理使用抗生素：预防感染是术后恢复的关键，严格执行无菌技术操作规范，合理使用抗生素预防感染。

（6）病情观察及呼吸道管理：严密观察生命体征变化；及时吸痰，防止分泌物过多阻塞气道；呼吸困难时及时吸氧，必要时给予呼吸机支持；每 4～6 h 口腔护理一次，定时翻身、拍背，必要时雾化吸入，预防肺部感染。

（7）加强基础护理。

（8）健康教育：指导家属定期复查。

5）临床评估处理关键点

（1）积极术前准备：出生后立即使用生理盐水纱布覆盖囊膜，置胃管，禁食，胃肠减压，静脉营养，预防性使用抗生素，尽早行手术治疗。

（2）术后护理：严密监护，防止呼吸衰竭、循环衰竭、伤口裂开及感染等并发症的发生，降低术后病死率。

第七章

输血及血液制品管理

第一节 相关知识概述

1. 血液组成

见图7-1-1。

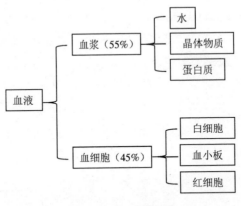

图7-1-1 血液组成

2. 新生儿期血象特点

(1)血红蛋白:脐血平均血红蛋白浓度为170 g/L,

140～200 g/L 为正常。

(2)红细胞压积:平均为 0.55,正常范围 0.43～0.63。

(3)血小板(PLT):<150×10⁹/L 即为血小板减少。临床根据 PLT 将血小板减少分为 3 度。轻度:PLT(100～149)×10⁹/L;中度:PLT(50～99)×10⁹/L;重度:PLT<50×10⁹/L。

(4)血容量:足月儿 50～100 ml/kg(平均为 85 ml/kg),早产儿 89～105 ml/kg。

(5)新生儿贫血:7 天内出现的贫血称为早期贫血,7 天后出现的贫血称为晚期贫血。诊断标准:①足月儿:出生后 2 周内静脉血红蛋白(Hb)≤130 g/L,毛细血管 Hb≤145 g/L,或红细胞数<4.6×10⁹/L,HCT<0.43,可诊断为贫血;②早产儿:出生后 2 周内末梢血 Hb≤145 g/L,2 周～1 个月末梢血 Hb≤110 g/L 可诊断为贫血。

3. 输血指征

输血之前需对比同胎龄或出生体重、日龄相同的 Hb 正常值,临床存在争议,目前大多数学者意见为:

(1)新生儿出生 24 h 内,静脉 Hb<130 g/L(13.0 g/dl)。

(2)急性失血,失血量>总血容量的 10%。

(3)一次性静脉采血≥5%血容量。

(4)合并严重心肺疾病,Hb<130 g/L(HCT<0.40)。

(5)中度心肺疾病,Hb<130 g/L(HCT<0.30)。

(6)大手术,Hb<100 g/L(HCT<0.30)。

（7）在 NICU 中,除某些特定疾病,如急性失血性休克有相对明确的输血标准外,早产儿贫血尚无统一规定指南。早产儿的同种异体红细胞输注主要以 HCT 作为干预目标值:①合并严重心肺疾病者,需维持 HCT 0.35~0.45;②心肺功能中度异常或需进行外科手术者,需维持 HCT＞0.30;③有临床症状的贫血者,需维持 HCT 0.20～0.25;④无症状的贫血者,需维持 HCT 0.20~0.25。临床需综合考虑早产儿临床表现和辅助检查及具体生理需求决定是否输血。

（8）合并呼吸系统疾病的早产儿,输血指征可参考表 7-1-1。

表 7-1-1　合并呼吸系统疾病早产儿输血推荐标准

	生后第 1 周	生后第 2 周	生后第 3 周及以上
需呼吸支持的患儿	Hb≤115 g/L, HCT≤0.35	Hb≤110 g/L, HCT≤0.30	Hb≤85 g/L, HCT≤0.25
不需要呼吸支持的患儿	Hb≤100 g/L, HCT≤0.30	Hb≤85 g/L, HCT≤0.25	Hb≤75 g/L, HCT≤0.23

4. 新生儿输血的特点

（1）因心脏功能不全,输血量计算不当或速度过快时,可引起心衰。

（2）当失血量＞血容量的 10％时,可出现明显症状,需要输血。

（3）因体温调节功能差,心肺发育不成熟,输血时应将血液复温至 32℃。

(4)因肾脏排钾、保钠及维持酸碱平衡功能差,输入库存血会导致高血钾、低血钙和酸中毒。

5. 输血量计算

所需全血量(ml)=体重(kg)×[预期要达到的 Hb 浓度−实际 Hb 浓度]×0.6

单次红细胞输注推荐剂量:足月儿 10～20 ml/kg;早产儿,尤其是极低出生体重儿为 5～15 ml/kg。

6. 用血申请分类

①异常紧急用血:10～15 分钟;②非常紧急用血:1 小时内;③急诊用血:3 小时内;④治疗用血:6～8 小时,稀有血型和疑难合血除外;⑤择期用血:24 小时,合血结果的有效期不超过 3 天。

第二节　常见血液及输注要求

1. 血液贮存及管理

见表 7−2−1。

表 7−2−1　不同成分血液贮存及管理

血液种类	保存温度	离开冰箱/血库→开始输入的时间	开始输入→输入完成的时间
红细胞	储血冰箱,2～6℃	30 min 以内	离开冰箱 4 h 以内

续表

血液种类	保存温度	离开冰箱/血库→开始输入的时间	开始输入→输入完成的时间
洗涤红细胞	储血冰箱，2～6℃	30 min 以内	离开冰箱 4 h 以内（若室温偏高则需在更短时间内结束）
血小板	保温箱，22±2℃持续振荡	立即	耐受情况下最好在 30 min 内完成输注
新鲜冰冻血浆	冷藏室，≤−30℃	30 min 以内	补充凝血因子时，耐受情况下最好在 1 h 内完成输注
冷沉淀	冷藏室，≤−30℃	30 min 以内	补充凝血因子时，耐受情况下应在 15 min 内完成输注

2. 红细胞

（1）品种选择：一般选择去白细胞悬浮红细胞或辐照红细胞；若为 ABO 血型不合溶血可选择 O 型 RH(D)阳性的洗涤红细胞；异常紧急情况下予未交叉合血的 O 型去白红细胞悬液。

（2）输血量：20 ml/kg，若为急性失血引起休克者应首先予以 10 ml/kg 快速扩容，余下根据患儿失血情况而定。

3. 血小板：主要在止血过程早期起作用，血小板减少症（PLT$<150\times10^9$/L）在 NICU 中较常见。

1）输注指征

（1）PLT$<30\times10^9$/L。

(2)PLT 为(30~49)×10^9/L:①出生体重≤1 000 g,出生后 7 天内;②Ⅲ级以上颅内出血;③凝血障碍;④危重新生儿(脓毒症或血压不稳定者);⑤接受侵袭性操作者。

(3)PLT 为(50~99)×10^9/L,且伴出血性疾病。

2)品种选择:辐照机采血小板。

3)输注要求:10~20 ml/kg,输注速度 5~10 ml/(kg·h)。

4. 新鲜冰冻血浆:含各种凝血物质及接近正常水平的血浆蛋白(清蛋白及免疫蛋白)。

(1)输注指征:输注是以补充凝血因子为主要目的,用于各种凝血功能异常,如先天性凝血因子缺乏症、维生素 K 依赖因子缺乏、严重感染引发 DIC 及脑室内出血的预防等;有明显出血倾向且凝血酶原时间(PT)、凝血酶时间(TT)、活化部分凝血活酶时间(APTT)明显延长时。

(2)品种选择:同型新鲜冰冻血浆。

(3)输注量:10~15 ml/kg。

(4)输注速度:以补充凝血因子为目的者,能耐受情况下 1 h 内完成。

5. 冷沉淀(主要含Ⅷ因子)

(1)输注指征:明显出血倾向且 APTT 明显延长。

(2)品种选择:同型冷沉淀。

(3)输注量:1U(约 20 ml)。

(4)输注速度:以补充凝血因子为目的者,能耐受情况下应 15 min 内完成。

第三节 血液输注流程

1. 采集合血标本

(1)由具有执业资格证书并在本院注册的医生采集。

(2)医生、护士在患儿床旁行双人查对:姓名、登记号、性别及条码联号,禁止仅通过床头卡核对患儿身份。

(3)新生儿合血标本为 2 ml 紫头管,采血后轻轻上下颠倒 8 次混匀。

(4)采血后在输血申请单上签采集者姓名、采集日期和时间,并在床旁完成输血标本标签的粘贴。

(5)合血标本采集后应立即送检。

2. 输血前查对

(1)输血前:医生、护士携交叉配血报告单及血袋至床旁查对。

(2)三查八对:三查即检查血的有效期、血的质量、输血装置是否完好;八对即核对姓名、住院号、床号、血袋号、血型、交叉配血试验结果、血液种类及剂量。

3. 查对完成后将血袋联号撕下贴于输血记录单上。

4. 使用专用输血器及输血泵进行输注。

5. 输血相关注意事项

(1)血库取回的血应尽快输注(30 min 内),科室不得自行贮血。

(2)输血前轻轻混匀,避免剧烈震荡。

(3)血液内禁止加入其他药物。

(4)输血前、后用生理盐水冲洗输血管道。

(5)连续输注不同供血者的血液时,前一袋血输完后应使用生理盐水冲洗输血器(或更换输血器),再输注另一袋血液。

6. 输血过程中

(1)应先慢后快,必须使用输血泵。

(2)严密观察有无输血反应(在输血开始后的最初 15 分钟尤其重要)。

(3)输血开始前、输血开始时、开始输血后 15 分钟均应记录;输血过程中至少每小时监测并记录一次;输血结束后 4 小时记录一次,《新生儿输血记录单》详见附件。

7. 输血结束后

输血结束后在输血记录单上填写:输血结束,未见不良反应,护士签名,并注明时间。

8. 其他:血小板、新鲜冰冻血浆、冷沉淀的输注流程与红细胞悬液相同。

第四节　其他常见血液制品

1. 人血白蛋白

(1)新生儿常用规格:①5 g/瓶(25 ml),1 g＝5 ml;②

2 g/瓶(10 ml)。

(2)输注指征:①重度高胆红素血症型或达到换血标准的高胆红素血症型;②严重水肿、硬肿;③白蛋白水平明显减低;④严重贫血或心力衰竭者使用时应慎重。

(3)输注量:1~2 g/kg。

(4)输注速度:4 h 内输完,常规 2 小时。

2. 静注人免疫球蛋白:可为新生儿提供 IgG,增强细胞免疫功能。

(1)规格:2.5 g/瓶(50ml)。

(2)输注指征:①严重感染性疾病的辅助治疗;②新生儿溶血病;③新生儿特发性血小板减少症等。

(3)输注量:0.4~1 g/kg。

(4)输注速度:4 h 内输完。

3. 凝血酶原复合物(含Ⅱ、Ⅶ、Ⅸ、Ⅹ因子)

(1)输注指征:明显出血倾向且 APTT 明显延长。

(2)输注量:20~40 U/kg,间隔 2.5 h 重复一次(如:第一剂输注时间为 10:00~10:30,第二剂时间则为 12:30~13:00);输注前需提前预热。

(3)输注速度:每次输注时间 30 min。

(4)注意事项:严格把握使用指征,药物外渗可引起局部皮肤坏死;必须使用专用溶媒稀释;输注前、中、后均需密切评估输液部位。

4. 纤维蛋白原

(1)输注指征:明显出血倾向且纤维蛋白原水平明显降低。

(2)输注量:根据患儿纤维蛋白原值进行计算。

初步计算公式为:所需纤维蛋白原量(mg)＝(目标量－实测值)(mg/dl)×新生儿血容量(ml)×0.01。

(3)输注速度:1小时内输完。

(4)注意事项:使用前,将本品及灭菌注射用水温热至30～37℃,然后注入25 ml温热的灭菌注射用水,置于30～37℃水浴中轻轻摇晃至溶解(切忌剧烈振摇以免蛋白变性)。

第五节　输血反应及应急预案

1. 常见输血反应:主要包括发热反应、过敏反应、溶血反应、循环负荷过重、细菌污染反应等。

2. 输血反应的处理

(1)在输血记录单/输血报单上记录输血期间和输血后的反应,如:发热、畏寒和寒战、皮疹、疼痛(静脉注射部位、胸部、背部等)、气促、红色/深色尿和低血压。

(2)一旦发生急性输血反应,应立即停止输血,做好观察和记录;立即报告医生并通知血库;对致命的输血反应,血库应在第一时间通知当地的血液中心质管科。

3. 输血反应应急预案

见图 7-5-1。

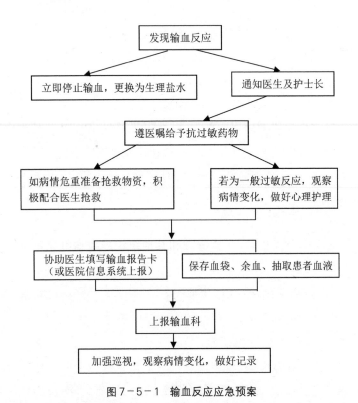

图 7-5-1　输血反应应急预案

第八章

新生儿黄疸

第一节　新生儿胆红素代谢

1. 胆红素的形成：①衰老红细胞被肝、脾和骨髓的单核、吞噬细胞系统所吞噬和破坏，1 g 血红蛋白可递解为 34 mg 胆红素；②旁路胆红素（极少）：如网织红细胞和幼红细胞；③其他（较少），肝脏和其他组织内含血红素的血色蛋白，如肌红蛋白、过氧化物酶等。

2. 胆红素在血清中存在的形式及其生理特性

见表 8-1-1。

表 8-1-1　胆红素在血清中存在的形式及其生理特点

形式	别称	性质	生理特点
未结合胆红素（Unconjugated Bilirubin, UCB）	间接胆红素	脂溶性，不溶于水	1. 大部分与血清白蛋白呈可逆性联结 2. 是血清中的主要部分，每分子白蛋白可联结 15 mg 胆红素

形式	别称	性质	生理特点
游离胆红素（Free Bilirubin，FB）	未联结胆红素	脂溶性，不溶于水	1. 极少部分未与血清白蛋白联结的胆红素 2. 通过血脑屏障进入脑基底核，导致急性胆红素脑病
结合胆红素（Conjugated Bilirubin，CB）	直接胆红素	亲水性，通过尿液、粪便排出	未结合胆红素与肝脏内 Y、Z 蛋白结合后在肝脏内酶的作用下生成的
血清总胆红素（Total Serum Bilirubin，TSB）			是体内结合胆红素及未结合胆红素的总称
四种胆红素的关系	FB＋白蛋白→UBC UBC＋Y/Z 蛋白＋肝脏内酶→CB TSB＝CB＋UCB		

3. 胆红素的代谢（见图 8－1－1）

（1）肝细胞对胆红素的摄取：胆红素通过血液循环被迅速运送至肝脏，即与肝细胞内的 Y 蛋白和 Z 蛋白结合。

（2）肝细胞对胆红素的转化：肝细胞摄取的胆红素通过一系列酶反应作用，形成结合胆红素，能溶于水，易通过胆汁排泄至肠道，不能在肠黏膜处吸收，也不透过血脑屏障。

（3）胆红素的排泄与肠肝循环：结合胆红素约 80％随粪便排出，小部分（约 20％）在结肠被重吸收进入肝（肠肝循环）。

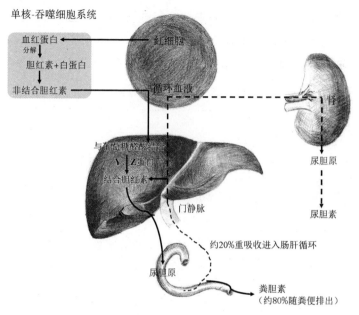

图8-1-1 胆红素代谢示意图

4.新生儿胆红素代谢特点

（1）胆红素生成增多：胎儿期红细胞数量多、寿命短，足月儿红细胞平均寿命为 60～70 天，早产儿为 35～50 天，儿童为 90 天，成人为 120 天；旁路胆红素生成增多。

（2）肝脏功能不成熟：肝细胞摄取胆红素能力低下，肝细胞结合胆红素的能力不足，肝细胞排泄胆红素的能力不足。

（3）肠肝循环增加：①十二指肠或空肠 pH 值偏碱时，

部分结合胆红素分解为未结合胆红素,迅速被肠黏膜吸收回到肝脏进入血液循环;②新生儿胎粪排出延迟,加重胆红素的回吸收;③新生儿肠道内菌群少。

5. 新生儿生理性黄疸与病理性黄疸的识别

见表 8-1-2。

表 8-1-2　生理性黄疸与病理性黄疸鉴别

项目	生理性黄疸	病理性黄疸(非生理性高胆红素血症)
出现时间	出生后 2～3 天(足月儿),3～5 天(早产儿)	多在生后 24 小时内,TSB >102 μmol/L(6 mg/dl)
达高峰时间	出生后 4～5 天(足月儿),5～7 天(早产儿)	因病因而异
消退时间	足月儿出生后 7～10 天消退,早产儿可延迟至 2～4 周	足月儿＞2 周,早产儿＞4 周
黄疸的程度	轻者仅限于面颈部,重者可延及躯干、四肢和巩膜,粪便色黄,尿液色不黄	随胆红素水平升高,黄疸可由面颈部、躯干上半部延伸到躯干下半部及大腿、上肢及膝盖以下,甚至手、足心
其他临床表现	一般情况良好,无其他临床症状,肝功能正常	贫血、肝脾大、神经系统表现,可见局部病灶

第二节　新生儿高胆红素血症

1. 定义:新生儿高胆红素血症包括高未结合胆红素

血症(Unconjugated Hyperbilirubinemia of Newborn)、高结合胆红素血症(Conjugated Hyperbilirubinemia of Newborn)以及混合性高胆红素血症,其中以高未结合胆红素血症最为常见。

2. 病因

(1)高未结合胆红素血症:①胆红素生成过多:同族免疫性溶血、红细胞酶缺陷、红细胞形态异常、血红蛋白病、红细胞增多症、体内出血、感染、维生素 E 缺乏和微量元素缺乏、药物诱发等;②肝细胞摄取和结合胆红素的能力低下:感染、窒息、缺氧、低体温、低血糖、低蛋白血症、药物、先天性非溶血性高胆红素血症、家族性暂时性新生儿高胆红素血症等;③肠肝循环增加。

(2)高结合胆红素血症:指肝细胞或胆道对正常胆汁的合成、分泌或排泄功能障碍或缺损,伴有结合胆红素增高而引起的临床上以阻塞性黄疸为主要表现的综合征,主要原因为胆红素排泄异常所致。①肝细胞对胆红素排泄功能障碍:新生儿肝炎综合征、先天性代谢缺陷病、新生儿败血症、药物中毒、染色体病等;②胆管排泄胆红素障碍:先天性胆管闭锁、先天性胆总管囊肿、胆汁黏稠综合征、半乳糖血症等。

(3)混合性高胆红素血症:最常见的病因为新生儿感染。

3. 分度:新生儿(胎龄≥35 周)高未结合胆红素血症

可根据 TSB 的峰值分为 3 度：

(1)重度：TSB 峰值超过 342 μmol/L(20 mg/dl)。

(2)极重度：TSB 峰值超过 427 μmol/L(25 mg/dl)。

(3)危险性：TSB 峰值超过 510 μmol/L(30 mg/dl)。

4. 临床表现

(1)不同类型高胆红素血症的临床表现，见表8-2-1。

表 8-2-1　新生儿高胆红素血症的临床表现

	高未结合胆红素血症	高结合胆红素血症	混合性高胆红素血症
临床表现	精神食欲稍差，皮肤、巩膜黄染呈杏黄色	1. 呈进行性，黄疸由淡黄逐渐转深黄或黄绿 2. 因皮肤瘙痒而烦躁	非特异性症状，如体温不升、拒奶、呕吐、呼吸不规则，嗜睡或烦躁不安等
尿液颜色	正常	深黄	
粪便颜色	正常	淡黄色或陶土色	
伴随症状	伴有贫血、肝脾肿大、甚至心衰、急性胆红素脑病的症状	可有肝脾肿大，肝功能损害	
出现时间	早期新生儿	出现较迟，晚期新生儿及小婴儿	

(2)并发症：新生儿胆红素脑病可分为急性胆红素脑病(警告期、痉挛期、恢复期)和慢性胆红素脑病(后遗症期)，见表8-2-2。

表 8-2-2　胆红素脑病临床分期及表现

分期	临床表现	持续时间
警告期	嗜睡、反应略低下、轻度肌张力减低,活动减少、吸吮弱,轻微高调哭声,表现可逆	出生后前几天
痉挛期	易激惹、哭声高调,拒乳,呼吸暂停、呼吸不规则、呼吸困难,嗜睡,肌张力增高;可伴有惊厥、角弓反张和发热。重者可深度昏迷,甚至中枢性呼吸衰竭而死亡	出生后前几天
恢复期	吃奶及反应好转,惊厥次数减少,角弓反张逐渐消失,肌张力逐渐恢复	1～2 周后急性期症状可全部消失
后遗症期（核黄疸）	四联症:①椎体外系运动障碍:如手足徐动;②听力异常;③眼球运动障碍;④牙釉质发育不良:绿色牙或棕褐色牙	终生

5. 预防和治疗

(1)早期预防和早期干预治疗是防止重症高胆红素血症发生和预防胆红素脑病的关键。

(2)合并症治疗:及时治疗窒息、低血糖、酸中毒和感染等。

(3)光照疗法及换血疗法:高结合胆红素血症者勿进行光照疗法。

(4)药物疗法:白蛋白、血浆等。

6. 护理

(1)观察要点:①全身情况,生命体征及神经系统症状,观察精神、哭声、吮吸力、肌张力,判断有无急性胆红素脑病发生。②黄疸的变化。皮肤色泽、黄染部位、出现的时间、范围、程度的变化,血清胆红素水平。③大小便颜色。

(2)光疗的护理:见本章第五节。

(3)预防感染:保护新生儿皮肤,避免损伤;注意手卫生,防止呼吸道感染。

(4)喂养护理及加强基础护理:胆红素刺激皮肤产生瘙痒,尤其应保持床单位整洁,患儿皮肤清洁,剪短指甲,防止抓伤皮肤。

(5)健康教育。

第三节　新生儿溶血病

1. 定义:新生儿溶血病(Hemolytic Disease of Newborn,HDN)是指母婴血型不合,母亲血液中的血型抗体通过胎盘进入胎儿循环,发生同种免疫反应,从而导致胎儿、新生儿红细胞被破坏引起溶血,临床以胎儿水肿、黄疸、贫血为主要表现。HDN以ABO血型不合溶血病最为常见,其次是Rh血型不合溶血病。

2. 病因及分类:母亲存在与胎儿血型不相容的血型抗体IgG,通过胎盘进入胎儿血液循环,引起胎儿红细胞致敏、被吞噬细胞吞噬,出现溶血。主要分为两类:(1)

ABO血型不合溶血病：常发生于母亲血型为O型，婴儿血型为A型或B型的病例；(2)Rh血型不合：常发生于母亲Rh阴性，婴儿Rh阳性的病例。

3. 临床表现

临床症状的轻重与溶血程度一致，主要表现为黄疸、贫血、肝脾肿大、胆红素脑病、胎儿水肿等。ABO血型不合溶血病的临床表现多数较轻，而Rh血型不合溶血病的临床表现较为严重，进展迅速，且胎次越多，Rh溶血越严重。ABO溶血与Rh溶血临床表现及鉴别要点见表8-3-1。

表8-3-1　ABO溶血与Rh溶血临床表现及鉴别要点

临床表现	ABO溶血	Rh溶血
黄疸	生后24小时出现，以未结合胆红素为主，轻到中度	生后24小时内出现，出现早、进展快、程度重，以未结合胆红素为主
贫血	轻，约1/3出现贫血	出现早且重，①轻度：Hb＞140 g/L；②中度：Hb＜140 g/L；③重度：Hb＜80 g/L，常伴有胎儿水肿
肝脾肿大	不明显	不同程度的肝脾肿大（对红细胞需求的增加引起髓外造血）
胆红素脑病	早产儿易发生	所有新生儿均容易发生
胎儿水肿/死胎	罕见	死胎或出生时可有全身水肿、皮肤苍白、皮肤淤斑，可伴胸腔、腹腔积液，贫血性心衰及呼吸窘迫
其他表现	无	低血糖、出血倾向等

4. 治疗

(1)产前治疗:降低孕妇体内抗体滴度、宫内输血、母亲血浆置换术、母或胎儿静脉输注免疫球蛋白等。

(2)新生儿治疗:①保持有效通气;②抽腹水、胸水;③光照疗法,尽快行换血疗法;④静脉输入静注人免疫球蛋白;⑤药物治疗、纠正贫血;⑥对症支持治疗,如纠正缺氧、酸中毒、低血糖、低血钙、低体温及电解质紊乱等;⑦严密监测血红蛋白及胆红素水平。

5. 护理

(1)观察要点:①全身情况:生命体征,有无水肿、贫血、皮肤苍白、肝脾肿大、呼吸暂停等;②神经系统:哭声、吸吮力、肌张力的变化情况,识别胆红素脑病的早期表现,如患儿出现拒食、嗜睡、肌张力减退等,做好抢救准备;③胆红素水平变化;④皮肤巩膜黄染情况;⑤观察大小便次数、量及性质。

(2)实施光照疗法和换血疗法的护理。

(3)用药护理:①静注人免疫球蛋白、白蛋白等药物护理;②合理补液,切忌快速输入高渗性药物。

(4)预防感染:感染会进一步加重溶血。

(5)合理喂养及加强基础护理。

(6)健康教育。

第四节 新生儿母乳性黄疸

1. 定义：母乳性黄疸（Breast Milk Jaundice，BMJ）BMJ 是指发生在健康母乳喂养儿中的一种常见的以未结合胆红素升高为主的高胆红素血症。

2. 病因：尚不明确，可能与新生儿肠肝循环增加及遗传因素有关。

3. 临床分型及表现：临床上 BMJ 可分为早发型及迟发型两类，见表 8-4-1。

表 8-4-1　早发型母乳性黄疸及迟发型母乳性黄疸的鉴别

要点	早发型母乳性黄疸（母乳喂养性黄疸、母乳喂养相关性黄疸）	迟发型母乳性黄疸（母乳性黄疸）
发生原因	摄入母乳量不足，胎粪排出延迟，肠肝循环增加，导致其胆红素水平升高	受多种因素影响，主要为肠肝循环增加和葡萄糖醛酸转移酶（UGT）活性异常
风险因素	喂养不足、喂养次数偏少、肠蠕动缓慢	纯母乳喂养或以母乳喂养为主
发生时间	常发生在出生后 3～4 天	常在出生后 7～14 天
黄疸高峰	出生后 4～5 天	2～4 周达高峰
黄疸程度	血清胆红素峰值高于生理性黄疸 通常＞170 μmol/L，甚至＞342 μmol/L	以轻度、中度为主，重度较少见一般 TSB 在 205.2～342 μmol/L（12～20 mg/dl），重者可达 427.5 μmol/L（25 mg/dl）及以上
持续时间	1～3 个月	可持续 4～6 周甚至 2～3 个月

要点	早发型母乳性黄疸(母乳喂养性黄疸、母乳喂养相关性黄疸)	迟发型母乳性黄疸(母乳性黄疸)
临床表现	一般情况好,无溶血或贫血表现	一般情况良好,无明显临床症状

4. 治疗

(1)母乳喂养性黄疸:帮助母亲建立成功的母乳喂养,确保新生儿摄入足量母乳,必要时补充配方奶。

(2)母乳性黄疸:当 TSB<257 μmol/L(15 mg/dl)时不需要停母乳;>257 μmol/L(15 mg/dl)时可暂停母乳 3 天,改人工喂养;TSB>342 μmol/L(20 mg/dl)时加用光疗。

5. 护理

(1)观察要点:①生命体征、精神状态、大小便情况以及吸吮力、肌张力等;②监测胆红素水平。

(2)用药护理:肝酶诱导剂、微生态制剂。

(3)喂养护理:予调整母乳喂养。

(4)加强基础护理。

(5)健康教育:①预防为主,早开奶、勤吸吮、适当补充肠道益生菌;②尽量鼓励和教育母亲进行正确的母乳喂养;③饮食及用药指导。

第五节 新生儿光照疗法

1. 定义:新生儿光照疗法(Phototherapy)简称光疗,是降低新生儿未结合胆红素最常用的有效且安全的一种治疗手段,早期积极的光疗可以有效降低换血率。

2. 原理:通过一定波长的光源(蓝光 425～475 nm)照射皮肤,通过异构和氧化作用把脂溶性的未结合胆红素转变为水溶性产物,经胆汁或尿液排出体外。

3. 光疗指征

见表 8-5-1、图 8-5-1。

表 8-5-1　**出生体重<2 500 g 的早产儿出生后不同时间黄疸干预参考标准**(mg/dl;1 mg/dl=17.1 μmol/L)

出生体重(g)	<24 h		24～<48 h		48～<72 h		72～<96 h		96～<120 h		≥120 h	
	光疗	换血	光疗	换血	光疗	换血	光疗	换血	光疗	换血	光疗	换血
<1000	4	8	5	10	6	12	7	12	8	15	8	15
1000～1249	5	10	6	12	7	15	9	15	10	18	10	18
1250～1999	6	10	7	12	9	15	10	15	12	18	12	18
2000～2299	7	12	8	15	10	18	12	20	13	20	14	20
2300～2499	9	12	12	18	14	20	16	22	17	23	18	23

例1:一出生体重为 1050 g 的早产儿,生后 36 h 经皮

测胆红素值为 6.5 mg/dl,该患儿下一步应采取什么措施?

答案:应该进行光疗。

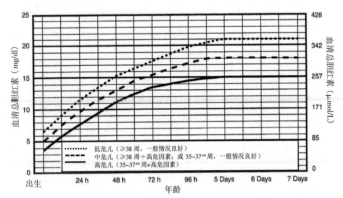

注:高危因素包括同族免疫性溶血、葡萄糖-6-磷酸脱氢酶缺乏、窒息、显著嗜睡、体温不稳定、败血症、代谢性酸中毒、低白蛋白血症。

图 8-5-1 胎龄 35 周及以上新生儿黄疸光疗干预标准

例 2:一胎龄为 35^{+6} 周的早产儿,Apgar 评分 1 分钟、5 分钟、10 分钟分别为 5 分、8 分、9 分,出生后 24 h,经皮测胆红素值为 8.2 mg/dl,该患儿下一步应采取什么措施?

答案:应该进行光疗。

4. 光疗效果的影响因素

光疗的效果受到多种因素的影响,主要包括以下 7 点。

①光谱:蓝光(波长 425~475 nm)是降低胆红素最有效的光

谱;②光照强度:标准光照强度为 $8\sim10\ \mu W/(cm\cdot nm)$,强光疗为 $30\ \mu W/(cm\cdot nm)$;③光疗设备种类;④皮肤暴露面积:与皮肤暴露面积成正比;⑤灯管与患儿距离:上方灯管与玻璃板之间的距离为 35 cm,下方 $20\sim25$ cm;⑥持续时间:效果与时间成正比;⑦患儿排便情况:便秘时,不利于血清胆红素水平下降。

5. 停止光疗的指征:①标准光疗时,当 TSB 降至低于光疗阈值胆红素 $50\ \mu mol/L(3\ mg/dl)$以下时,停止光疗;②强光疗时,当 TSB 降至低于换血阈值胆红素 $50\ \mu mol/L$ 以下时,改标准光疗,然后在 TSB 降至低于光疗阈值胆红素 $50\ \mu mol/L$ 以下时,停止光疗;③强光疗时,当 TSB 降至低于光疗阈值胆红素 $50\ \mu mol/L$ 以下时,停止光疗。

6. 新生儿光疗安全管理

1)光疗的副作用

近期副作用:①影响母婴互动;②体温失衡及水分丢失:发热、腹泻等;③皮疹;④电解质紊乱:低钙血症;⑤生理节律紊乱;⑥青铜症。

远期副作用:①增加视网膜黄斑损伤的风险;②增加变应性疾病的发生率;③与黑素痣、黑素瘤及皮肤癌的发生具有相关性;④增加男婴外生殖器鳞癌的风险;⑤与极低出生体重儿动脉导管未闭(PDA)有关联。

2)光疗护理

光疗前准备:

(1)环境准备：温度维持在 22～24℃，湿度 55%～65%，保持环境整洁、安静。

(2)患儿准备：①清洁皮肤，更换尿裤；②剪短指/趾甲或戴手套、穿袜子；③佩戴大小适宜的遮光眼罩。

(3)仪器、设备准备：①选择合适的光疗设备；②将肤温传感器贴于腹壁；③安置心电监测仪；④采取保护措施预防医源性皮肤损伤；⑤使用遮光布遮盖光疗箱或光疗仪外围。

光疗过程中：

(1)患儿监测：①加强巡视，保证患儿安全；②保持眼罩固定妥当；③及时调整体位，防止局部皮肤压伤，同时确保患儿全身皮肤被有效照射；④动态观察胆红素的变化情况，有无神经系统表现；⑤监测生命体征，尤其是体温。

(2)仪器、设备监测。

光疗结束后：

(1)患儿处理：①遵医嘱移去光疗仪/光疗毯；②去除眼罩，给予眼部护理；③仔细检查患儿全身皮肤，查看有无损伤；④密切观察患儿生命体征、面色、精神、反应以及大小便情况，动态监测患儿胆红素的变化。

(2)仪器、设备处理：消毒，备用。

3)光疗注意事项

(1)保证患儿全身皮肤清洁，不能涂粉、抹油。

（2）患儿的保护：选择适宜大小的尿裤，保证皮肤最大程度裸露，遮盖会阴部；选择大小适宜的眼罩；给患儿佩戴手套、穿袜子，以防皮肤损伤；及时安抚患儿。

（3）每日常规擦拭光疗箱，保持玻璃板干净、透明。

（4）光疗过程中不显性失水增加，应注意补充液体，保证足够的尿量排出。

（5）出现体温异常、腹泻、皮疹等选择合适的方法处理，必要时暂停光疗。

（6）工作人员可佩带遮光眼镜。

第六节 新生儿换血疗法

1. 定义：新生儿换血（Exchange Transfusion，ET）主要用于抢救严重新生儿溶血病，预防其发生胆红素脑病的一种急救手段，也可用于治疗新生儿红细胞增多症。

2. 换血目的：①换出血液中的胆红素、抗体以及致敏红细胞；②纠正贫血；③用于有重症感染的高胆红素血症，可以换出致病菌及其毒素。

3. 换血指征

（1）胎龄≥35周早产儿及足月儿可参照图 8-6-1 换血标准，出生体重＜2 500 g 早产儿参考表 8-5-1。

准备换血的同时先给予患儿强光疗 4～6 h，若 TSB 水平未下降甚至持续上升，或免疫性溶血患儿在光疗后

TSB下降幅度未达到34~50 μmol/L(2~3 mg/dl)立即给予换血。

(2)严重溶血,出生时脐血胆红素＞76 μmol/L(4.5mg/dl),血红蛋白＜110 g/L,伴有水肿、肝脾大和心力衰竭。

(3)已有急性胆红素脑病的临床表现者无论胆红素水平是否达到换血标准,或 TSB 在准备换血期间已明显下降,都应换血。

(4)早产儿及前一胎有死胎、全身水肿、严重贫血等病史者,酌情降低换血标准。

(5)新生儿红细胞增多症。

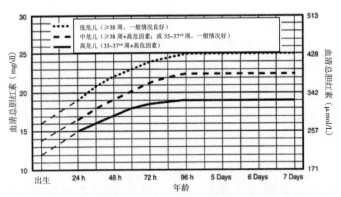

注:高危因素包括同族免疫性溶血、葡萄糖－6－磷酸脱氢酶缺乏、窒息、显著嗜睡、体温不稳定、败血症、代谢性酸中毒、低白蛋白血症。

图8-6-1 胎龄35周及以上新生儿黄疸换血干预标准

例：一胎龄为 38^{+6} 周的新生儿，母亲血型为 O 型 RhD 阴性，出生后 24 h，血清总胆红素值为 307.8 μmol/L，对该患儿下一步应采取什么措施？

答案：应该立即行换血疗法。

4. 血源选择以及换血量

（1）血源：①Rh 血型不合溶血症，选用 RhD 血型与母亲相同的阴性血，ABO 血型同患儿；②ABO 血型不合溶血症，选用 O 型红细胞，AB 型血浆。

（2）换血总量：新生儿血容量的 2 倍（即 150~160 ml/kg），红细胞：血浆＝(2~3)∶1。

5. 换血危险性及并发症评估

（1）心血管功能障碍：类休克样反应、室颤、心律失常以及心脏停搏，多由于输入了未经复温的库存血所致。

（2）心力衰竭：换血量过多或短时间内速度过快可导致。

（3）血栓栓塞及空气栓塞：换血过程中因空气及血凝块进入。

（4）感染：应严格无菌操作。

（5）脐静脉换血可导致脐静脉穿孔、出血进入腹腔及肝脏，导管插入过深可导致反复的心律不齐。

（6）其他：呼吸暂停、输血反应、肾功能衰竭、肢端循环障碍、假性动脉瘤、NEC 及肠穿孔等严重并发症。

6. 新生儿换血安全管理

1)换血前准备

(1)环境准备:房间空气消毒、提前预热辐射保暖台。

(2)护士准备:①评估患儿:估计换血过程可能出现的护理问题,操作前戴口罩、洗手、穿隔离衣、戴无菌手套等;②患儿身份查对:与医生共同核对患儿身份信息后采集合血标本,送检。

(3)患儿准备:①根据医嘱持续加强光疗;②评估患儿是否有脱水,必要时建立静脉双通道,同时补液及输注白蛋白等;③禁食,或安置胃管抽空胃内容物;④若患儿过度烦躁应给予安抚,必要时镇静。

(4)用物准备:无菌手套、液体(0.9%NS、5%GS、10%GS)、药物(肝素、苯巴比妥等)、留置针、采血试管、输液器、输血器、利器盒、输液泵、输血泵3台(两台分别用于输入血浆及红细胞悬液,另一台用于换出血液)、心电监护仪、换血记录单;急救物品包括:复苏球囊、氧气瓶、吸痰装置及各种急救药物。

2)换血过程

(1)再次双人查对患儿身份,并评估患儿生命体征、血管条件。

(2)适当约束患儿,再次评估,若患儿的血清胆红素>500 μmol/L,可应用光疗毯及白灯光疗仪持续光疗。

(3)建立两个静脉通道和一个动脉通道,静脉通道分别进行补液、输血,输血通道连接三通管,便于同时输入血浆及红细胞悬液;动脉通道也连接三通管,给予肝素液封管。

(4)待血液取回后对血液进行复温后开始换血;换血速度先慢后快,刚开始换血速度可设置为 30 ml/h,待血液输入 15 min 后患儿无异常表现时转为正常换血速度,一般在 90~120 min 完成换血。

(5)防动脉通道堵管:使用肝素通过三通对出血管路进行抗凝处理(图 8-6-2)。

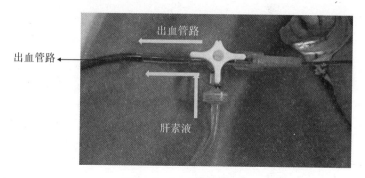

图 8-6-2　动脉出血端

(6)换血期间持续心电监护,密切监测患儿面色、反应、皮肤颜色等。

3)换血结束后:①拔出动脉置管,加压包扎;②将患儿转运至 NICU,评估动脉穿刺部位及输液部位;③密切观察生命体征以及有无换血后的不良反应;④完善换血记录,《新生儿换血记录单》详见附件;⑤继续加强光疗;⑥整理用物,消毒设备备用。

7. 换血注意事项

(1)外周动脉通道建立失败时可选择脐静脉置管换血。

(2)换血前、后需经动脉抽取血标本送检,包括生化、血气等,以判断换血效果及患儿病情。

(3)整个换血过程中防坠床、防寒冷损伤、防管道滑脱及堵管。

第七节　新生儿黄疸常用药物

表 8-7-1　新生儿黄疸常用药物护理要点一览表

	人血白蛋白	静注人免疫球蛋白	微生态制剂
药理作用	与胆红素联结形成未结合胆红素,减少血液中游离胆红素,预防胆红素脑病发生	1. 通过阻断新生儿单核—巨噬细胞系统的 Fc 受体,防止致敏红细胞继续被破坏,阻断溶血过程,减少胆红素形成 2. 具有免疫替代和免疫调节的双重作用	促使新生儿肠道正常菌群的建立,减少肠肝循环
适用人群	①重度高胆红素血症 ②达到换血标准的高胆红素血症 ③严重的水肿、硬肿 ④白蛋白水平明显降低	新生儿血型不合溶血病	黄疸的辅助治疗,但疗效尚有争论

	人血白蛋白	静注人免疫球蛋白	微生态制剂
用法	1～2 g/kg, ivgtt 1次/天 4小时内输完 常规2小时输完	0.4～1 g/kg, ivgtt 4小时内输完,必要时12小时后可重复1次	1片/次,2～3次/天
不良反应及注意事项	1. 开始速度不超过1 ml/min,持续15分钟后无不良反应可逐渐增加速度 2. 发生渗漏可致皮肤坏死 3. 严重贫血或心力衰竭者使用时应慎重	1. 开始滴注速度为0.01～0.02 ml/(kg·min),持续15分钟无不良反应,可加快速度,但不超过0.08 ml/(kg·min) 2. 发生渗漏可致皮肤坏死	1. 2～8℃冰箱冷藏保存 2. 服用时溶于＜40℃的温水中口服

第九章

新生儿急救管理

第一节 抢救物资管理制度

1. 抢救车的管理

(1)"四定"管理:抢救车应备有抢救药品、物品、器械,并定量、定位放置、定人管理、定期检查。

(2)交接:数码锁封存,每班对数码锁的编号进行交接;启封后的抢救车,对抢救车药品及物资进行班班交接。护士长每周对交接情况进行检查并签名。

(3)数码锁管理:①数码锁为一次性使用,开启后即毁坏,每把锁上的编号为不重复的流水号;②每月拆封检查一次,对 1 个月内过期的药品及无菌物品进行清理和更换,维护和保养抢救设备;③抢救车使用后或拆封后由 2 名护士进行清点,补充或更换抢救物资,重新封存。

(4)使用后管理:抢救结束后,由 2 名护士共同清点、补充,重新上锁。

(5)培训:每月一次。

(6)清单:每车应有统一具体的物资清单和药物清单。

(7)复苏板:置于抢救车的背面,随手易取。

2. 其他物资管理

(1)心电监护仪:处于备用状态,每月进行时间校准。

(2)氧气使用:①中心供氧,保持装置完好,每月后勤人员检查完成后由护士长签名确认;②氧气筒"四防",即防火、防热、防油、防震;备用及使用过程中需挂"满"标识;当剩余 0.5 MPa/cm^2(或 5 kg/cm^2)时,不能继续使用,应及时更换或挂"空"标识;③氧气袋定点放置,保持清洁、完好。

(3)吸引装置:①中心负压吸引,备用状态,每月后勤人员检查完成后由护士长签名确认。保证引流瓶清洁消毒备用,备好吸痰管及连接管等用物;②电动吸引器,应保持各部件清洁,保证负压等功能良好。

(4)应急灯:应保持电力充足。

(5)呼吸机:备用状态。

(6)简易人工呼吸器:备用状态。

(7)配备不同型号的面罩、口咽通气道、气管导管、喉镜及镜片、牙垫、固定胶布,保证急救需要。

(8)吸氧盘及吸痰盘保持完好、无过期,不经常使用的科室参照抢救车的封条管理办法。吸痰管需配备口腔吸痰管和与气管导管匹配的气管内吸痰管。

3. 备用信息系统瘫痪时使用规范记录纸张,应固定存放,人人知晓。

第二节　抢救车药品与物资配置

1. 急救药品记忆口诀:三肾多利尿,三地阿明氨。

新生儿科抢救车各层物品见表 9-2-1(供参考)。

表 9-2-1　抢救车内药品与物资配置

层级	物品	
第一层 药物 (12 种)	肾上腺素 1 mg/1 ml×5	地塞米松 5 mg/1 ml×5
	去甲肾上腺素 2 mg/1 ml×5	西地兰(去乙酰毛花苷) 0.4 mg/2 ml×5
	异丙肾上腺素 1 mg/2 ml×5	地西泮(安定)10 mg/2 ml×5
	多巴胺 20 mg/2 ml×5	阿托品 0.5 mg/1 ml×5
	利多卡因 100 mg/5 ml×5	酚妥拉明 10 mg(粉剂)×5
	速尿 20 mg/2 ml×5	氨茶碱 250 mg/2 ml×5
第二层 液体(3 种)	0.9% NS 100 ml×2,10% GS 100 ml×1,5% GS 100 ml ×1	
第三层 输液用品 (12 种)	(1)注射器:1 ml、2 ml、5 ml、10 ml、20 ml、50 ml 各 2 支(其中一个为避光 50 ml 注射器) (2)留置针、输液器(其中一个为避光输液器)、三通管各2 个 (3)乳胶手套 5 副、压脉带、碘伏 1 瓶、棉签 5 包、胶布/敷贴各 2 个、砂轮各 1 个、弯盘 1 个	

续表

层级	物品
第四层 急救器材 （5种）	（1）喉镜1套（舌片00号、0号、1号各1个）、气管插管固定胶布1卷 （2）吸氧管、吸痰管各2根 （3）气管插管导管2.5 mm、3.0 mm、3.5 mm、4.0 mm各1根，必要时备气管导管内丝1根
第五层 简易呼吸器 及吸氧面罩 （6种）	（1）简易呼吸球囊1个，氧气连接管1根 （2）早产儿面罩1个、足月儿面罩1个 （3）听诊器1个、电筒1个、备用电池2对（电筒、喉镜两种电池各1对）
抢救车背面 （2种）	心肺复苏板1个、插线板1个

2. 抢救车记忆口诀：

1层　药物。

2层　水，5糖10糖和盐水。

3层（12种）　输液共12样，手压留碘棉胶输，空针砂轮弯三通。

4层（5种）　急救备3管，吸氧吸痰和气管，胶布喉镜也要管。

5层（6种）　球囊、面罩、氧连管，听诊、电筒和电池。

（注：手压留碘棉胶输——手套、压脉带、留置针、碘伏、棉签、胶布/敷贴、输液器；空针砂轮弯三通——空针、砂轮、弯盘、三通）

3. 抢救药物及其规格、药理作用、不良反应和注意事项等见表9-2-2。

表 9-2-2　抢救药物及其药理作用、适应证、不良反应、注意事项

药名/规格	药理作用	适应证	不良反应/注意事项
肾上腺素 1 mg/1ml	1. 增强心肌收缩力,加快心率,收缩血管,使血压升高 2. 松弛支气管平滑肌	1. 心脏骤停 2. 过敏性休克 3. 支气管哮喘	用前须稀释:0.9% NS 稀释至 10 ml(方法:抽吸 9 ml NS＋1 ml 原液配制成 10 ml)
异丙肾上腺素 1 mg/2 ml	1. 增加心肌收缩力,加快心率 2. 扩张周围血管及支气管	1. 房室传导阻滞 2. 感染性休克 3. 支气管哮喘	1. 忌与碱性药配伍 2.5% GS 或 5% GNS 稀释
去甲肾上腺素 2 mg/1 ml	极度收缩血管,使血压升高	1. 低血容量性休克 2. 低血压	1. 药液外漏可引起局部组织坏死 2. 外渗时:予酚妥拉明 5～10 mg 加 10 ml 0.9% NS 做局部浸润(12 h 内有效)
多巴胺 20 mg/2 ml	1. 小剂量 0.5～2 μg/(kg·min)使肾及肠系膜血管扩张,增加肾脏灌注 2. 中剂量 2～10 μg/(kg·min)增强心肌收缩力,升高收缩压 3. 大剂量＞10 μg/(kg·min)收缩血管,用于抗休克	1. 急性充血性心力衰竭 2. 各种休克	1. 用药前补充血容量 2. 为防止药液外溢致组织坏死,建议每 2 小时更换一次静脉通道或使用中心静脉输注 3. 根据血压、心率、尿量、外周血管灌流性情况调整滴速 4. 突然停药可致严重低血压,停用时需逐渐减量
利多卡因 100 mg/5 ml	降低心肌自律性,减慢传导	抗各类心律失常	头痛,头晕,胃肠道反应

药名/规格	药理作用	适应证	不良反应/注意事项
呋塞米 （速尿） 20 mg/2 ml	抑制肾小管对 NaCl 的重吸收，致水、Na^+、Cl^-排泄增多	1. 水肿性疾病 2. 心力衰竭 3. 高血压	水电解质紊乱：低钾、低钠、低氯、低钙血症
地塞米松 5 mg/1 ml	抗炎、抗过敏、抗毒素、抗休克、免疫抑制作用	休克	恶心、呕吐
地西泮 （安定） 10 mg/2 ml	镇静催眠、抗惊厥、抗癫痫，有肌肉松弛作用	抽搐、子痫	静脉推注时宜慢，防止呼吸抑制
西地兰 0.4 mg/2 ml	正性肌力、负性频率、负性传导	1. 心力衰竭 2. 控制伴快速心室率的心房颤动、心房扑动患者的心室率	1. 洋地黄中毒 2. 心律失常，常表现为室性早搏 3. 使用前测心率，若成人＜60次/分，年长儿＜70次/分，婴儿＜90次/分，新生儿＜100次/分则不可使用(参考) 4. 禁止与钙注射剂合用
阿托品 0.5 mg/ml	1. 解除平滑肌痉挛 2. 解除迷走神经对心脏的抑制作用，加快心率 3. 解除血管痉挛，改善微循环，抗休克 4. 抑制腺体分泌	1. 严重的窦性心动过缓 2. 人流综合征 3. 解救有机磷中毒	口干、面红，心悸、兴奋，中毒时瞳孔散大

续表

药名/规格	药理作用	适应证	不良反应/注意事项
酚妥拉明 10 mg	扩张血管而降低周围血管阻力，降低血压	1. 急性左心衰 2. 肺水肿 3. 高血压危象	严密监测血压
氨茶碱 250 mg/2 ml	解除平滑肌痉挛，减轻支气管黏膜充血及水肿	1. 支气管哮喘 2. 心源性肺水肿引起的哮喘	1. 心率增快 2. 心律失常 3. 稀释后缓慢注射

第三节　简易呼吸器

1. 简易呼吸器构成(详见图 9-3-1)

(1)四部:面罩、球囊、储氧袋、氧气连接管。

(2)六阀:单向阀(鸭嘴阀)、呼气阀、压力安全阀、进气阀、储气阀、储氧安全阀。

2. 简易呼吸器使用指征:①刺激后无效呼吸或喘气样呼吸;②急性呼吸衰竭;③心率<100 次/分;④持续的中心性发绀;⑤气管插管前后;⑥PS 给药前后。

3. 禁忌症:膈疝、大量胸腔积液、肺大泡、中等以上活动性出血、张力性气胸(高度怀疑气胸患儿应该控制压力和频率)。

4. 工作原理

(1)提供三种氧气浓度:①21%——不连接氧气;②40%——连接氧气未连接储氧袋;③90%～100%——连接氧气和储氧袋;④连接空氧混合仪可提供任意浓度的氧气。

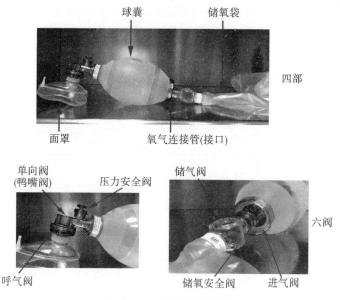

图9-3-1　简易呼吸器结构

（2）吸气：挤压球囊——球囊产生正压——鸭嘴阀（单向阀）开放、进气阀关闭——同时鸭嘴阀（单向阀）向下移动，堵住呼气阀——气体进入人体。

（3）呼气：球囊松开——球囊内产生负压——鸭嘴阀（单向阀）关闭——同时鸭嘴阀（单向阀）向上移动，呼气阀打开——气体呼出——进气阀开放，气体送入球体。

5．简易呼吸器使用流程：检测球囊——清理呼吸道——开放气道——扣紧面罩——挤压球体。

6．使用要点：见表9-3-1。

表 9-3-1　简易呼吸器在新生儿中使用的要点

要点	详细内容
潮气量	4～6ml/kg
按压频率	40～60 次/分
CPR 时按压频率	1. 按压通气比为 3:1 2. 按压 90 次/分,通气 30 次/分,2s 内进行 3 次 CPR,1 次正压通气,例:"1—2—3—吸"
按压深度	早产儿:1/3～1/2;足月儿:1/2～2/3
吸:呼比	1:2
接氧气流量	10 L/min
氧气浓度	1. ≥35 周,21% 2. <35 周,21%～30% 3. 胸外按压时,100%。如心率≥60 次/分,停止胸外按压,继续正压通气,给氧浓度可降至 40%

第四节　T 组合复苏器

T 组合复苏器(T-piece Resuscitator)是一种由气流控制和压力限制的机械装置,它能为新生儿提供恒定一致的呼气末正压(PEEP)和吸气峰压(PIP)。它提供的压力恒定且稳定,可有效控制 PIP 和 PEEP,恒定一致和精确的 PEEP 能协助婴儿在被转运的途中或在更换呼吸机管道的时候进行呼吸,且操作者不易疲劳。

1. 应用指征

适合一切需要使用复苏囊的患者,正压通气的指征:①无呼吸或/喘息;②有呼吸,心率低于 100 次/分;③吸入100%的氧气仍持续发绀;④外出检查或转运期间暂时替代机械通气。

2. 禁忌证:无。

3. 并发症:气压伤。

4. 操作步骤

1)连接管路,见图9-4-1。

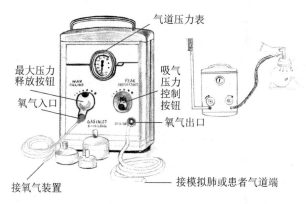

最大压力释放按钮
气道压力表
吸气压力控制按钮
氧气入口
氧气出口
接氧气装置
接模拟肺或患者气道端

图9-4-1　T组合复苏器

(1)绿色管道的一端连接T组合复苏器的氧气入口,另一端连接氧气装置(向T组合复苏器输送氧气)。

(2)白色/蓝色螺纹管道的一端连接T组合复苏器的氧气出口,另一端连接模拟肺或患者气道端。

2)调节安全压

(1)设置最大压力限制:打开氧气流量,控制进入T

组合复苏器的气体流量(推荐 5~15 L/min)。

(2)调节最大气道压力:用大拇指堵住 PEEP 帽,检查最大气道压力(安全压),通过左侧的最大压力释放按钮调节,推荐 40 cmH_2O。

3)调节吸气峰压

通过右侧蓝色旋钮初调 PIP,早产儿:20~25 cmH_2O;足月儿:开始 2~3 次可调节为 30~40 cmH_2O,然后逐渐下调为 20~25 cmH_2O。

4)调节呼气末正压

移开堵住 PEEP 帽的手指,观察气道压力表上呼气末正压,旋转 PEEP 帽到所需设定值,推荐 5 cmH_2O。

5)连接患儿端面罩或气管导管

(1)打开患儿气道,头稍后仰,清理呼吸道分泌物。

(2)选择合适的面罩,面罩的型号应正好能封住口鼻,但不能盖住眼睛或超过下颌。

(3)可以轻柔地将下颌向上推向面罩以确保面罩的密闭性,不要在面部用力向下挤压面罩,以免造成压伤。

(4)持续使用过程中在保证肺得到有效通气前提下,PIP 可逐渐降至 20 cmH_2O 或更低。

6)控制按压频率

用拇指间断松开 PEEP 处的小孔,控制呼吸频率及吸气时间,呼吸频率 40~60 次/分,吸呼比为 1:2(堵孔:松开=1:2,即吸-1-2,吸-1-2,吸-1-2)。

7)评估通气是否有效

有效通气的指征:心率、血氧饱和度、肤色、肌张力得到改善。

8)停止使用

(1)断开管路与 T 组合的连接。

(2)关闭供氧系统。

(3)拆除管道放于用后物资存放处,待消毒。

9)终末消毒

(1)仪器表面用 500 mg/L 的含氯消毒液擦拭。

(2)导管、面罩用后送供应室用环氧乙烷消毒。

5. 注意事项

(1)操作者不可用力向面部挤压面罩,以防面部皮肤损伤及影响氧气输送。

(2)操作者不可把手或手指支撑在患儿的眼睛部,以免对患儿造成压伤及不适感。

(3)操作者不可用手按压患儿喉部,以避免影响有效的通气。

(4)配合心肺复苏时:胸外按压频率 90 次/分与正压通气频率 30 次/min 之比为 3∶1,即 2 s 内 3 次胸外心脏按压、1 次正压通气,1 min 内共 120 个动作。

(5)如果需要长时间面罩式 T 组合复苏器通气,应及时置胃管排气,以避免正压通气后胃胀气导致胃内容物反流引起误吸。

第五节 新生儿复苏

1. 新生儿复苏流程见图 9-5-1。

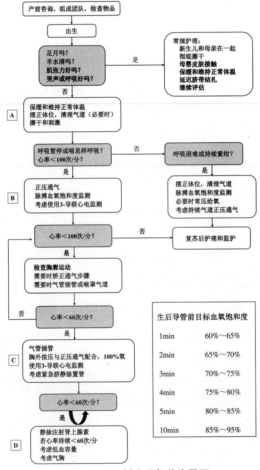

图 9-5-1 新生儿复苏流程图

2. 复苏前准备:产前咨询、组成团队、检查物品。

3. 初步复苏

(1)快速评估:羊水清吗,足月吗,肌张力好吗,有哭声和呼吸吗。

(2)"必要时"清理气道:口鼻有分泌物或有胎粪污染时吸引,吸引器的负压为 80~100 mmHg(1 mmHg=0.133 kPa)。

(3)监测导管前血氧饱和度值,传感器连至右上肢。

(4)评估心率。

4. 正压通气

1)指征:①呼吸暂停或喘息样呼吸;②心率<100 次/分;③有呼吸且心率≥100 次/分,持续正压通气或常压给氧下,SpO_2 不能维持在目标值。

2)方法:手握住面罩及推下颌的方法,即用双手的拇指和食指握住面罩向面部用力,每只手的其余 3 指放在下颌骨角并向面罩的方向轻抬下颌,见图 9-5-2。

3)给氧浓度:①孕周≥35 周,初始氧浓度为 21%;②孕周<35 周,初始氧浓度 21%~30%,氧流量 10 L/min;③初期复苏不应使用 100% 纯氧,因为可能导致死亡率升高。

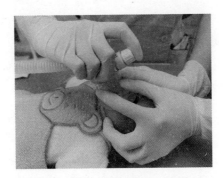

图9-5-2 双手放置面罩法

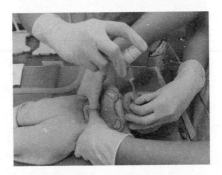

图9-5-3 CPR方法

4)正压通气评价及矫正通气

(1)观察胸廓起伏,如无起伏则做矫正通气步骤;如有则继续正压通气30s后评估心率。

(2)矫正步骤(MRSOPA):调整面罩(Mask)、重新摆正体位(Reposition Airway)、吸引口鼻(Suction)、打开口腔(Open Mouth)、增加压力(Increase Pressure)、替代气

道（Airway）。

（3）30 s 后评估心率，见表 9-5-1。

表 9-5-1　**正压通气 30 s 后心率的评估及处理措施**

心率	处理措施
≥100 次/分	①逐渐减少正压通气的压力和频率，同时观察是否具有有效自主呼吸 ②有有效自主呼吸，则停止正压通气，如氧饱和度未达到目标值，可常压给氧
60～99 次/分	再评估通气技术，必要时再做 MRSOPA，可考虑气管插管正压通气
<60 次/分	气管插管，增加给氧浓度至 100%，开始胸外按压

5. 气管插管

（1）用物准备：型号合适的气管导管、喉镜、舌片（超早产儿 00 号、早产儿 0 号、足月儿 1 号）、吸痰装置、复苏球囊及面罩、氧源、固定导管用胶布、无菌手套、听诊器。气管导管管径选择：体重（kg）÷2+2，具体见表 9-5-2。

表 9-5-2　**不同出生体重/胎龄儿气管导管型号选择**

导管内径（mm）	新生儿出生体重（g）	胎龄（周）
2.5	<1 000	<28
3.0	1 000～2 000	28～34
3.5	2 001～3 000	34^{+1}～38
4.0	>3 000	>38

（2）操作:新生儿头部与操作者的上腹部或下胸部在同一水平。如声门暴露不满意,助手可用拇指、示指轻压甲状软骨和环状软骨,有助于暴露声门。

（3）操作时限:气管插管要求在 30 s 内完成。避免重复插管,当面罩正压通气无效、气管插管不成功时,可用喉罩气道。

（4）气管导管插入长度：①鼻中隔到耳屏的长度 +1 cm;②体重(kg)+6 cm;③根据胎龄确定气管导管插入长度,见第一章第三节表 1-3-1。

（5）并发症:气管导管移位、气管导管阻塞、气胸、正压通气装置故障等。

6. 胸外按压

（1）推荐拇指法,操作者移至床头进行,见图 9-5-3。

（2）给氧浓度、胸外按压和正压通气的配合见本章第三节内容。

（3）CPR 时间:尽量避免按压中断,可在按压 60 s 后段时间(6 s)停止按压同时评估心率。如心率≥60 次/分,停止胸外按压,以 40～60 次/分频率继续正压通气,给氧浓度可减至 40％;如心率＜60 次/分,检查操作及氧气浓度是否正确,如操作正确,做紧急脐静脉插管,给予肾上腺素。

7. 药物

1)肾上腺素

(1)30 s 的有效正压通气(胸廓有起伏)和 60 s 胸外按压配合 100％浓度的氧正压通气后,患儿心率仍<60次/分,给予肾上腺素。

(2)给药途径:首选脐静脉或骨髓腔给药,当静脉通道正在建立时可考虑气管内给药。

(3)评估心率:给予肾上腺素后 1 min 评估心率,给药后继续做正压通气(100％氧浓度)和胸外按压,如果首剂应用后心率仍<60 次/分,等待 3～5 min 可重复应用。

2)扩容

(1)指征:用以上措施处理后仍有持续心率减慢、急性失血病史及低血容量表现可考虑扩容。

(2)药物:推荐生理盐水,首剂 10 ml/kg。

(3)途径:脐静脉或骨髓腔给药,不建议外周静脉,速度要慢,给药时间 5～10 min,必要时可重复。

3)肾上腺素及扩容后如患儿情况仍无改善

(1)观察是否每次正压通气都有胸廓起伏? 听诊两侧呼吸音是否一致?

(2)气管插管是否被分泌物阻塞?

(3)正压通气是否给予 100％浓度的氧?

(4)胸外按压是否达到要求的深度(胸廓前后径的1/3)?

（5）静脉给予肾上腺素的剂量是否正确？如果是气管内给予肾上腺素，则迅速做脐静脉插管或骨髓穿刺重复给予肾上腺素。

（6）是否有气胸？

8. 复苏后观察要点

（1）呼吸、氧饱和度、血压、血糖、电解质、排尿、神经状态和体温。

（2）窒息后多器官损害的临床表现。

第十章

感染性疾病

第一节 呼吸道合胞病毒感染

1. 定义:呼吸道合胞病毒(Respiratory Syncytial Virus,RSV)是婴幼儿呼吸道感染最常见的一种病原体,也是新生儿下呼吸道病毒感染的主要病原。RSV 的传染源主要为患儿和病毒携带者,通过空气中的飞沫或污染的物品而传播。新生儿和婴幼儿普遍易感,RSV 流行季节,可在新生儿病房引起暴发流行。

2. 临床表现

(1)上呼吸道感染:多表现为咳嗽、流涕、打喷嚏等。

(2)下呼吸道感染:呼吸困难、肺炎,可表现为咳嗽、痰多、喘息、呼吸困难,可闻及哮鸣音。

(3)严重感染者:表现为嗜睡、烦躁、发热或体温不稳,多见于早产儿、先心病、BPD 患儿。

(4)其他非特异性表现:表现为发热、黄疸、喂养不耐受、腹泻等,早产儿也可表现为呼吸暂停。

(5)合并症:合并泌尿道、消化道、中枢神经系统、结膜及脐部等感染,最常见的是金黄色葡萄球菌感染。

3. **诊断**:病毒分离培养为金标准,快速诊断可选用间接免疫荧光法。

4. **治疗要点**

(1)以预防为主:尚无特异有效的治疗方法。加强消毒隔离制度,严格执行手卫生,以预防医院获得性 RSV 感染。

(2)一般治疗:合理氧疗,必要时正压通气或机械通气;根据患儿情况选择经口/鼻胃管喂养,必要时静脉营养。

(3)利巴韦林雾化:目前唯一用于 RSV 的治疗用药。

(4)支持治疗:静注人免疫球蛋白。

(5)干扰素治疗:为广谱抗病毒药,早期使用可阻止病情进展。

5. **护理要点**

(1)观察要点:全身情况如生命体征,观察患儿的神志及呼吸系统症状等。

(2)用药护理:观察用药后反应。

(3)气道的护理:排出呼吸道积聚的分泌物,保证肺通气,避免肺不张。主要包括①体位治疗,抬高床头,保持呼吸道通畅;②胸部物理治疗,翻身、体位引流、肺部叩击及雾化吸痰。

(4)综合防控措施:①单间隔离;②医务人员严格执行手卫生;③严格无菌技术操作;④医疗废弃物按规范处理;⑤仪器设备和环境严格执行消毒规范处理;⑥所有物品一人一用一消毒,详见第十一章。

(5)对症支持护理。

(6)合理喂养护理及加强基础护理。

第二节 新生儿败血症

1. 定义:新生儿败血症(Bacteria Sepsis)是指新生儿期病原微生物侵入血液循环,并在其中生长、繁殖、产生毒素而引起的全身炎症反应综合征。常见的病原体为细菌,其次为真菌及病毒等。

2. 临床分类

(1)早发败血症(Early-Onset Sepsis,EOS):出生后72 h内发病,与母体病原菌垂直传播有关。危险因素:①早产/极低出生体重儿;②胎膜早破≥18 h;③羊膜腔内感染(包括羊水、胎盘、绒毛膜感染);④其他:频繁的宫内检查、链球菌(GBS)定植、孕母全身感染等。

(2)晚发败血症(Late-Onset Sepsis,LOS):出生后72 h后发病,国内以社区获得性感染居多,国外以院内感染为主。危险因素:①早产/低体重儿;②院内感染,见于机械通气、中心静脉置管等有创操作;③不良卫生习惯或地方习俗:如脐带处理不洁、挑"马牙"、挤乳房等;④其他:免疫缺陷、NEC 等。

3. 临床表现:见表 10-2-1。

表 10-2-1　新生儿败血症的常见临床表现

系统	临床表现
全身	发热或低体温、体温不稳定、反应差、饮入差、水肿、高乳酸血症及低 Agpar 评分
皮肤、黏膜	硬肿症,皮下坏疽,脓疱疮,蜂窝织炎,淤斑、淤点等
中枢神经系统	易合并化脓性脑膜炎,表现为:嗜睡、少吃、少哭、少动、易激惹、惊厥、原始发射减弱、肌张力下降、尖叫、前囟饱满、四肢肌张力增高等
呼吸系统	呼吸困难、呼吸暂停、发绀等,1/3～1/2 患儿有呼吸系统表现
消化系统	黄疸、呕吐、胃潴留、腹胀、腹泻、中毒性肠麻痹/NEC,肝脾肿大
循环系统	面色苍白、四肢冷、心跳过速/过缓、低血压、毛细血管充盈时间＞3 秒、皮肤花斑纹
血液系统	出血倾向、血小板减少
泌尿系统	少尿、肾功能衰竭等
其他	骨关节化脓性炎症及深部脓肿等,可并发感染性休克、化脓性脑膜炎

4. 诊断依据

有临床异常表现,EOS 患儿包括高危因素(EOS 血培养阳性率低),同时满足以下条件中任何 1 项即可诊断:

1)血液非特异性检查≥2 项阳性,如白细胞总数、不成熟中性粒细胞、血小板数量、C 反应蛋白(CRP)、降钙素原(PCT)等。

(1)CRP:感染后 6～8h 升高,24h 达高峰;CRP 正常值 0～8mg/L;连续两次 CRP 正常可停用抗生素。

(2)降钙素原(PCT):感染后 4h 升高,12h 达高峰;连续两次 PCT 正常可停用抗生素。

2)脑脊液检查为化脓性脑膜炎改变。

3)血中检出致病菌 DNA。

4)血培养阴性患儿败血症(尤其是 EOS)诊断主要依赖于临床经验。

5. 治疗原则

(1)病因治疗:①早期:不必等血培养结果,怀疑即可用抗生素;②联合:根据流行病学和耐药菌株选择两种抗生素联合使用;③足量:有效剂量上限;④全程:疗程足够,一般 10～14 天,血培养阴性后继续治疗 5～7 天,有并发症者治疗 3 周以上;⑤静脉:保证药效浓度。

(2)对症支持治疗:呼吸支持,纠正酸中毒;维持水、电解质平衡;免疫疗法。

(3)清除局部病灶:及时发现局部感染灶,及时清除感染源,防止感染继续蔓延扩散。

6. 护理措施

(1)预防为主:EOS 需产前预防;LOS 多由院感引

起,控制院感是控制 LOS 的关键。

(2)抗生素使用护理:注意药物的配伍禁忌和副作用。

(3)维持体温稳定:体温过高者予物理降温;早产低体重儿一般表现为体温不升或体温过低,应予以保暖措施,防止保暖过度。

(4)清除局部感染灶:加强基础护理,如口腔、脐部、臀部、皮肤护理等。

(5)提供合理营养:供给足够能量和液体,维持血糖和水、电解质在正常水平;提倡母乳喂养;若患儿经口喂养困难,可予鼻饲,结合病情使用静脉高营养。

(6)消毒隔离:采取隔离措施,"两前三后",避免交叉感染,详见第十一章。

(7)病情观察:加强巡视,密切监测患儿的生命体征和各系统器官情况。如患儿出现黄疸加重、休克、化脓性脑膜炎及其他并发症的相关临床表现时,及时告知医生积极处理。

(8)健康教育。

第三节　先天性梅毒

1. 定义:新生儿梅毒(Neonatal Syphilis)又称先天性梅毒(Congential Syphilis)、胎传梅毒,是梅毒螺旋体

(Treponema Pallidum,TP)由母体经胎盘进入胎儿血液循环所致的感染。可引起胎儿宫内感染,受累胎儿约50%发生早产、流产、死胎或死产,存活婴儿发病年龄不一,可发生在胎儿期、新生儿期、婴儿期和儿童期。主要分为早期先天性梅毒(2岁前发病)和晚期先天性梅毒(2岁后发病)。

2. 发病机制

(1)妊娠的任何时期均可以发生母婴传播。

(2)父亲的梅毒螺旋体不能随精子或精液直接传给胎儿。

(3)胎儿的感染与母亲梅毒的病程、抗体滴度及妊娠期是否治疗以及治疗的时机有关。

(4)在妊娠期进行规范治疗可阻断99.1%的母婴传播。

3. 临床表现

(1)早期先天性梅毒临床表现详见表10-3-1。

表10-3-1 早期先天性梅毒的常见临床表现

	临床表现
全身症状	多为早产、低出生体重或小于胎龄儿,营养不良,发热、贫血、易激惹,肝脾肿大、伴有黄疸及肝功能异常;约1/5的患儿有全身淋巴结肿大,滑车上淋巴结肿大有诊断价值
皮肤黏膜损害	占30%～60%,出生即发现,多于出生后2～3周出现。皮疹分布多见于口周、臀部、手掌、足趾,重者全身分布,口周放射状裂纹具有特征性

	临床表现
中枢神经系统损害	新生儿期少见,多于3个月后出现,无症状者占60%。梅毒性脑炎临床表现同急性化脓性脑膜炎
鼻炎	常见梅毒性鼻炎、鼻塞、张口呼吸、鼻流脓、鼻前庭湿疹样溃疡、马鞍鼻
骨损害	20%~95%有骨损害,长骨对称性、多发性损害,表现为骨干骺炎、骨膜炎、骨髓炎,肢体剧烈疼痛可致假性瘫痪
其他	低蛋白血症、先天性肾病或肾炎引起的非免疫性水肿、脉络膜视网膜炎、青光眼、肺炎、心肌炎、出血倾向、血小板减少、腹泻等

(2)隐性先天性梅毒:临床无症状和体征,仅血清学反应呈阳性。

4. 诊断依据

梅毒感染孕产妇所生婴儿符合下列任何一项,即可诊断为先天梅毒:

(1)新生儿出现皮肤黏膜损害或组织标本检测到梅毒螺旋体(TP)。

(2)梅毒螺旋体IgM抗体检测阳性。

(3)出生时非梅毒螺旋体抗原血清学试验定量检测结果阳性,滴度≥母亲分娩前滴度的4倍,且梅毒螺旋体抗原血清学试验结果阳性。

(4)出生时不能诊断先天梅毒的新生儿,任何一次随访过程中非梅毒螺旋体抗原血清学试验由阴转阳或滴度上升且梅毒螺旋体抗原血清学试验阳性。

(5)18月龄前不能诊断先天梅毒的儿童,18月龄后梅毒螺旋体抗原血清学试验仍为阳性。

5. 实验室检查:见表10-3-2。

表10-3-2 血清学试验结果解读

非梅毒螺旋体抗原血清学试验(TRUST、RPR)结果	梅毒螺旋体抗原血清学试验(TPPA、ELISA)结果	提示	建议
+	-	血清试验假阳性	4周后复查
+	+	现状梅毒,部分晚期梅毒	立即治疗,每月随访
-	+	极早期梅毒,既往感染,早期梅毒治愈后	立即治疗,连续3月每月随访,根据结果进行进一步处理
-	-	排除梅毒感染,极早期梅毒(尚无任何抗体产生),极晚期梅毒,HIV/AIDS患者合并梅毒感染	高危孕妇孕早期、28周及分娩前复查

6. 治疗要点

1)切断传播途径:①对母亲的及时干预治疗,应早期、规范进行治疗,可使发病率大大降低;②隔离患儿,包括接触隔离及保护性隔离。

2)药物治疗

(1)脑脊液正常者:苄星青霉素 G,5 万单位/(千克·次),1 次肌内注射(分两侧臀肌注射)。

(2)脑脊液异常者(神经梅毒):①水剂青霉素 G,5 万单位/(千克·次),q8 h(<7 d 的新生儿,q12 h),静脉注射,连续 10~14 日;②普鲁卡因青霉素 G,5 万单位/(千克·次),qd,肌内注射,连续 10~14 日。

治疗期间遗漏治疗 1 日或超过 1 日,则从再次治疗开始时间起重新计算治疗疗程。

(3)如无条件检查脑脊液,按脑脊液异常者治疗。

6. 护理措施

(1)皮肤护理:保持全身皮肤清洁干燥;干裂处涂抹鱼肝油,防止皮肤裂伤;躁动患儿及时安抚,必要时镇静,防止医源性皮肤损伤;静脉穿刺时避开皮疹部位。

(2)加强基础护理:眼部护理、口腔护理、脐部护理、臀部护理,有鼻损害者应加强鼻部护理。

(3)梅毒"假瘫"护理:在治疗、护理时动作轻柔,不采取强迫体位;治疗和护理集中进行,适时安抚患儿,尽量减少疼痛和不必要的刺激。

(4)用药观察:应用青霉素治疗过程中,应注意观察有无青霉素过敏反应及赫氏反应,如使用青霉素以后 1~2 h,突然出现发热、畏寒、头痛、腹痛、脉速、气促、颜面潮红、血压降低等表现时,应报告医师给予相应处理措施。

赫氏反应是一种青霉素治疗后的加重反应,多在首剂青霉素治疗后 0.5~4 h 发生,是由于大量螺旋体被青霉素杀灭后释放毒素所致,当青霉素剂量较大时容易发生。表现为患者突然出现寒战、高热、头痛、全身痛、心率和呼吸加快,原有症状加重,部分患者出现体温骤降,四肢厥冷,一般持续 0.5~1 h。

(5)消毒隔离:①单间隔离,环境消毒与通风;②听诊器、暖箱、光疗箱、输液泵等用 1000 mg/L 的含氯消毒液擦拭;③患儿出院后做好所有物品及床单元的终末消毒处理,患儿所使用的衣物、包被等非一次性物品放入黄色医疗垃圾袋,集中回收做消毒处理后再清洁消毒备用;其他一次性物品用后放入双层黄色垃圾袋,贴上感染性废物标签,每日定时清理,由专人带离病区,进行焚烧处理。

(6)健康教育:指导随访和定期复查,疗程完成后须在第 2、4、6、9、12 个月追踪观察血清学试验,以保证患儿得到正确、全程、彻底的治疗,若治疗较晚则应追踪更久,直至非螺旋体抗体滴度持续下降,最终转阴。

第四节　新生儿肠道病毒感染

1. 定义:肠道病毒属于小核糖核酸(RNA)类病毒,新生儿肠道病毒感染包括脊髓灰质炎病毒、柯萨奇病毒(Coxsackie Virus)B1~5 型、埃可病毒(Enteric Cytopath-

ic Human Orphan Virus,ECHO)6、9、11、15 型,其中脊髓灰质炎病毒感染极少见,感染可发生于产前、产时和产后,新生儿感染肠道病毒可表现为自限性非特异性症状或危及生命的重症。重症最常见病原是柯萨奇 B 组病毒 2~5 型和埃可病毒 11 型。

2. 流行病学特征

新生儿肠道病毒感染具有以下特征:①与人群、儿童肠道病毒感染流行季节一致;②温带地区夏秋较为多见,热带及亚热带地区终年流行;③在肠道病毒感染流行期间,新生儿感染率高达 13%;④从患病新生儿体内分离的病毒株与同一时间社区流行株一致;⑤人感染病毒后咽部排毒时间 1~3 周,粪便中排毒 6~8 周。

3. 感染途径

(1)垂直传播:①产前可通过胎盘、羊水、产道传染胎儿;②孕早期感染可致畸形,常见泌尿生殖道畸形、消化道畸形、心血管畸形等;③孕中晚期感染可导致新生儿中枢神经系统、心脏、肺、肝脏等损害。

(2)水平传播:主要为粪口传播,也可经飞沫传播和黏膜接触传播。可在母亲、亲属、医护人员或新生儿之间交叉感染,还可通过上呼吸道分泌物、手、污染水源、食物等污染物传播。最常见感染途径为母亲-新生儿传播,其次为新生儿-新生儿、医务人员之间传播。

4. 临床表现

临床表现多样,轻者可表现为发热,严重感染可引起脓毒症,发生多器官功能损害,甚至死亡。

(1)发病时间:产前感染,生后数小时内发病;产时或出生后感染,潜伏期 2~7 天,可在新生儿期任何时间发病。出生时即有临床表现者主要为柯萨奇病毒感染,围产期新生儿埃可病毒感染者出生后 3~5 天出现临床表现。

(2)发热:50%~80% 的感染患儿表现为无症状,最常见的表现是非局灶性、无症状的发热性疾病。

(3)中枢神经系统感染:占肠道病毒感染的 50%。①无菌性脑膜炎:临床可无表现,或仅有发热,但脑脊液异常;②重症脑膜炎:嗜睡、抽搐、偏瘫、迟缓性麻痹、昏迷,病死率 10%。头颅 B 超或 MRI 显示脑白质损伤。

(4)心肌炎:占肠道病毒感染的 25%。CoxB 2~5 型最常引起新生儿心肌炎,病情危重,起病初期有嗜睡、喂养困难、轻度呼吸窘迫、发热(约 1/3)、发绀、黄疸、腹泻等。循环系统症状表现为:①心动过速:与体温不成正比,常可>200 次/分,可有奔马律、心音低钝、收缩期杂音等;②心律失常:早搏、室上速、室速、传导阻滞等;③心源性休克、心衰:危重者迅速进展,喂养困难、气促、脉弱、BP下降、面色青灰、心音低钝、肺底湿啰音、肝大、浮肿、少尿等,可于 1~2 天死亡。CoxB 病毒性心肌炎暴发流行病死率可达 30％～50％,当合并脑膜炎时称"脑炎－心肌炎综合征",死亡率更高。

(5)败血症样综合征:占肠道病毒感染的 25％,严重病例多为 ECHO 11 型所致。常伴有心肌炎或全身感染表现,以肝脏弥漫性坏死和爆发性肝衰竭为主要特征;血清 TB 明显升高,提示肝细胞坏死严重,预后不良;转氨酶升高、凝血功能障碍、全身多脏器出血——"出血－肝炎综合征";1～3 周死亡率 80％～100％。

5. 诊断依据

(1)病毒分离:从分泌物、排泄物、体液、血液中培养分离出病毒,所需时间较长,受样本中病毒量及病毒类型的影响。

(2)血清学:肠道病毒特异性 IgM 抗体阳性,提示近期感染;母婴特异性 IgM 抗体均阳性,提示垂直传播。感染极期和恢复期 IgG 滴度升高 4 倍以上,有助于诊断。

(3)分子生物学技术:比病毒培养阳性率高,检测时间短,数小时可出报告,可用于流行病学筛查。

依据流行病学资料,完整的病史评估,结合上述实验室检查即可诊断。

6. 治疗要点

大多数为自限性,无须特殊治疗,对症支持治疗是关键。重在预防,早发现、早隔离、早诊断、早治疗,予对症、支持治疗,尤其注意液体平衡,保护心脏和肝脏功能。

(1)脑膜炎:苯巴比妥、安定止惊,甘露醇降颅压。

(2)心肌炎:大剂量维生素 C、磷酸肌酸、1-6 二磷酸果糖、小剂量洋地黄等。

(3)抗病毒治疗:静脉输注丙种球蛋白。

(4)激素:有争议。

7. 护理措施

(1)做好围产期保健,保护孕妇免受感染。

(2)新生儿肠道病毒感染重在预防,一旦发现疑似患儿,未确诊前即给予隔离,疑似病例与确诊病例需要分开隔离,条件需符合《医院隔离技术规范》(2012 版)的要求。

(3)及时进行病原学检测,采取有效措施早隔离并积极治疗患儿。

(4)若发生医院感染暴发,应在积极治疗患儿的同时进行流行病学调查,寻找导致感染暴发的原因。

(5)强调手卫生和隔离的重要性,接触患儿皮肤、黏膜等可复用的器械、器具及物品应当专人专用,用后需彻底消毒/灭菌,这是控制感染播散、切断感染传播途径的最重要措施。

(6)患儿的奶瓶、奶嘴及其他物品需要单独使用,一人一用且用前消毒或灭菌。

(7)患儿粪便单独处理,防止交叉污染。

(8)加强母乳接收、储存与配方奶使用的管理,防止交叉污染。

(9)医务人员接触患儿前后洗手,必要时戴橡胶手套,穿隔离衣。

(10)隔离单元物体表面和地面每天使用有效消毒剂擦拭。

(11)肠道病毒感染患儿临床症状好转后,仍可在粪便中检测到病毒,仍具传染性,隔离时间应大于6周,预防交叉感染。

第十一章

院感防控

第一节　新生儿医院感染相关知识

1. 医院感染相关概念

（1）医院感染（Nosocomial/Hospital Infection）：又称医院获得性感染（Hospital Acquired Infection），是指住院患者在医院内获得的感染，包括住院期间发生的感染和在医院内获得出院后发生的感染，但不包括入院前已开始或入院时已存在的感染。医务人员在医院内获得的感染也属于医院感染。

（2）医院感染暴发：指在医疗机构或其科室的患者中，短时间内（1周内）发生3例及以上同种同源感染病例的现象。

（3）疑似医院感染暴发：指在医疗机构或其科室的患者中，短期内出现3例以上临床症状相似、怀疑有共同感染源的感染病例；或者3例以上怀疑有共同感染源或感染途径的感染病例。

(4)医院感染监测：指长期、系统、连续地观察、收集和分析医院感染在一定人群中的发生、分布及其影响因素，并将监测结果报送和反馈给有关部门和科室，为医院感染的预防控制和管理提供科学依据。

(5)目标性监测：指根据医院感染管理的重点，对选定目标开展的医院感染监测，如重症监护室患者的监测、外科术后患者的监测、新生儿的监测、抗感染药物耐药性监测等。目前，国内大部分医院的新生儿科均开展了呼吸机相关性肺炎（Ventilator Associated Pneumonia，VAP）以及导管相关性血流感染（Catheter Related Blood Stream Infection，CRBSI）的监测。

(6)标准预防：认定患者的血液、体液、分泌物、排泄物均具有传染性，不论是否有明显的血迹污染或是否接触非完整的皮肤与黏膜，接触上述物质者，必须采取防护措施。基本特点为：①既要防止血源性疾病的传播，又要防止非血源性疾病的传播；②强调双向防护，既防止疾病从患者传至医务人员，又防止疾病从医务人员传至患者；③根据疾病的主要传播途径采取相应的隔离措施，包括接触隔离、空气隔离和飞沫隔离。

(7)隔离：将处于传染期的患者、可疑传染患者和病原携带者同其他人分开，或将感染者置于不能传染他人的条件下，即称为隔离。

(8)保护性隔离：是指为预防高度易感患者受到来自

其他患者、医务人员、探视者及病区环境中各种条件致病微生物的感染而采取的隔离措施。

(9)医务人员职业暴露：是指医务人员从事诊疗、护理等工作过程中，意外被携带乙型肝炎病毒(HBV)、丙型肝炎病毒(HCV)、人类免疫缺陷病毒(HIV)等的患者的血液、体液(包括阴道分泌物、羊水、脑脊液、心包液、胸腔液、腹腔液、滑液等)污染皮肤或黏膜，或被含有 HBV、HCV、HIV 等病源物质的血液、体液污染的针头及其他锐器刺破皮肤，有可能遭受感染的情况。

2. 新生儿医院感染的途径

(1)空气传播：病房空气不流通、温度过高、湿度过大均有利于微生物的生长繁殖。

(2)接触传播：医务人员的手是导致新生儿病房发生医院感染最直接的途径，直接接触患儿的治疗器械及护理用品消毒灭菌不严或混用也会导致新生儿病房内发生院内感染。

(3)血行传播：因新生儿皮肤屏障功能发育不完善、防御功能差、抵抗力弱、皮肤柔嫩、极易受损、皮下血管丰富、皮肤 pH 值较高等因素，细菌极易入侵及生长。

3. 新生儿医院感染分类

(1)外源性感染：病原菌来源于患儿身体以外，又称可预防性感染或交叉感染，如工作人员的手、污染的环境、物品、仪器设备、器械、空气、奶源或其他感染患儿等通过直接或间接接触造成的交叉感染。

（2）内源性感染：是患儿体内的正常菌在一定条件下（如免疫力低下时）发生移位或菌群数量改变而造成自身感染，又称难预防性感染或自身感染，如呼吸道、皮肤、口腔、胃肠道、泌尿道的定植菌。

4. 新生儿医院感染的危险因素

（1）患儿自身因素：因免疫系统发育不完善，抵抗力低，易于感染。低出生体重儿、胎龄≤32 周是医院感染的重要因素。

（2）侵入性操作：气管插管、吸痰、置胃管、静脉穿刺留置针、经外周中心静脉置管（PICC）、脐动静脉插管等侵入性操作，损伤患儿皮肤、黏膜，从而增加院感机会。

（3）手卫生：医务人员的手是院内感染的重要传播途径。

（4）环境因素：病房布局不合理，通风条件差；患者密度高，床间距太近；流动人员较多导致的交叉污染；空调过滤网未定期清洗等也是医院感染的重要原因。

（5）物品设备：患儿使用的奶具、毛巾、浴巾、浴盆、操作台、奶源、暖箱、呼吸机、心电监护仪、治疗车、婴儿磅秤等均是造成交叉感染的重要途径。

（6）抗菌药物与激素的应用：抗菌药物及激素的滥用或不合理使用均易导致菌群失调，同时易导致二重感染。

（7）住院时间：医院感染的发生与住院时间呈正相关。

据报道,住院 10 天以上的新生儿感染率甚至可以达到 20%以上。降低平均住院日可降低医院感染的发生率。

第二节　新生儿科感染管理小组

1. 感染管理小组成员组成

(1)组长:由新生儿科主任担任。

(2)副组长:由副主任及护士长担任。

(3)监控医师:由各查房组医师及呼吸机治疗师担任。

(4)监控护士:由副护士长、质控护士及总务办公护士、护理组长担任。

2. 组长职责

(1)全面负责本科室医院感染管理工作,根据本科室医院感染的特点,制定新生儿科医院感染管理制度,并组织实施。

(2)对本科室医院感染病例及感染环节进行监测,采取有效措施降低本科室医院感染发病率;发现有医院感染流行趋势时,及时报告医院感染管理科并积极协助调查。

(3)指导本科室抗菌药物的合理使用,监督检查使用情况;对疑似感染病例及时进行病原微生物送检和药敏试验。

(4)组织本科室进行预防和控制医院感染相关知识

和技术培训。

(5)督促本科室各级人员严格执行无菌技术操作规程和消毒隔离制度。

(6)定期召开感染管理小组会议,分析讨论感染病例、消毒隔离制度落实情况调查、医院感染预防及控制措施等问题。

3. 副组长职责

(1)协助组长不断完善新生儿科消毒隔离制度,负责指导、督促、检查新生儿科各级人员认真执行新生儿科消毒隔离制度。协助组长及监控医师对进修、实习生等轮转人员进行医院感染相关知识培训,如:新生儿科入科着装要求、七步洗手法、消毒隔离制度、无菌技术操作规程等。

(2)监控新生儿科各病房的空气、物体表面、医疗用品和使用中的消毒液的消毒、更换、细菌采样。对细菌采样不合格的要分析查找原因并及时进行整改。

(3)加强新生儿奶源、配奶用具、配奶方法及喂奶环节的管理,确保新生儿奶源使用安全。

(4)加强医疗护理操作环节的管理:包括接触新生儿前后洗手,无菌技术操作,使用中呼吸机、暖箱等医疗仪器的清洁、消毒、更换及终末消毒,床单、小毛巾、新生儿衣服等布类的更换等。

(5)协助召开感染管理小组会议,分析讨论感染病例、消毒隔离制度落实情况调查、医院感染预防及控制措施等问题。

4. 监控医师职责

(1)掌握新生儿医院感染诊断标准,当出现医院感染散发病例时及时向本科室感染监控小组负责人报告,并于24小时内填表报医院感染管理科,并采取有效措施控制感染;当发现有医院感染流行趋势时,立即向本科室感染监控小组负责人报告,采取有效隔离方式,积极控制感染,并积极协助医院感染管理科调查。

(2)发现医院感染病例时按规定填表报告。

(3)负责督促检查本组各级医师(住院医师、进修医师、实习医师等)严格执行无菌技术操作规程等医院感染管理的各项规章制度。

(4)严格掌握新生儿抗菌药物合理应用原则。

(5)呼吸机治疗师重点加强机械通气患儿的病例统计及数据分析、VAP的感染预防及控制、呼吸机管道的应用及消毒管理。

(6)参与培训本科室各级医师预防和控制医院感染知识。

(7)定期参加感染管理小组会议,分析讨论感染病例、消毒隔离制度落实情况调查、医院感染预防及控制措施等问题。

5. 监控护士职责

(1)协助护士长落实新生儿科消毒隔离制度。

（2）督促及检查各医疗护理环节中的新生儿科消毒隔离制度的执行情况，《医院感染管理督查表》详见附件。

（3）每日晨登记新生儿病室日志表。

（4）加强留置导管的观察及置管部位的护理，如PICC置管、脐静脉置管、留置导尿管等。

（5）协助监控新生儿科各病房的空气、物体表面、医疗用品和使用中的消毒液的消毒、更换、细菌采样。对细菌采样不合格的要分析查找原因并及时进行整改。

（6）当发生感染或疑似感染时，按要求正确采集标本并及时送检。

（7）定期参加感染管理小组会议，分析讨论感染病例、消毒隔离制度落实情况调查、医院感染预防及控制措施等问题。

第三节　新生儿科感染管理防控制度

1. 工作人员要求

（1）着装要求：非本科室工作人员禁止入内，本科室工作人员须更衣、换鞋入内。新生儿科专用工作衣每周更换两次，如有污染及时更换。

（2）严格进行手卫生消毒：工作人员入室时先按"七步洗手法"彻底清洗双手，在接触患儿前后均应认真进行手的清洗或消毒，接触血液、体液、分泌物、排泄物等时应当戴手套,操作结束后应当立即脱掉手套并洗手。

(3)医护人员必须严格执行无菌技术操作规程。

2. 环境要求

(1)新生儿科为Ⅱ类环境,NICU 为层流净化病房,定时更换粗、中、高效过滤器;其余病房每日通风不少于 2 次,每次 15~30 分钟,有条件者可使用空气净化设施、设备。室内保持整洁、空气新鲜,室温在 24~26℃,相对湿度 55%~65%。

(2)病房地面采用清水或清洁剂进行湿式清扫,每日两次,当地面受到病原菌污染时用 500 mg/L 含氯消毒液拖地。

(3)医疗垃圾应置塑料袋内,封闭运送;医用垃圾与生活垃圾分开装运;感染性垃圾置黄色或有明显标识的塑料袋内,必须进行无害化处理;锐器(针头、穿刺针等)用后应放入防渗漏、耐刺的容器内,并进行无害化处理。

(4)患儿安置:感染患儿和非感染患儿分房间放置,同类感染患儿相对集中,特殊感染患儿单独安置。

(5)严格执行探视制度,采用视频系统进行探视,若特殊患儿需行床旁探视时,限制探视人数,更衣、换鞋入内。

3. 物品要求

(1)侵入性操作(如 PICC 置管、换血治疗、腰穿等)使用的医疗器械、器具及物品必须达到灭菌标准。一次性使用的医疗器械、器具应当符合国家有关规定,不得重复使用。呼吸机湿化、暖箱湿化液均使用灭菌注射用水。血压计袖带、简易复苏器气囊、吸痰器等用后及时消毒备用。

(2)新生儿的所有用品如婴儿床、治疗车、喂奶车、治疗室桌面、暖箱、光疗箱等每日用 500 mg/L 含氯消毒液擦拭消毒;患者衣服、床单等每日更换一次,如有特殊情况及时更换;暖箱每周更换一次。

(3)新生儿所用的奶瓶、奶嘴等用具必须一人一用一消毒,用后奶具严格执行一洗二涮三冲四消毒的工作程序;配奶间专人管理,禁止将外用药带入配奶间;奶库冰箱每周彻底消毒一次。

(4)呼吸机管路使用后送供应室环氧乙烷消毒,使用中呼吸机管路每 3~7 天更换一次,如有污染,及时更换。

(5)患者出院后,进行终末消毒,包括使用过的暖箱、光疗箱、监护仪、听诊器、输液泵、血压计袖带、吸氧及吸痰装置等都要彻底消毒。

4. 其他

(1)加强抗感染药物应用的管理,防止患者发生菌群失调,加强细菌耐药性的监测。

(2)每月一次对空气、物表、医疗用品、工作人员手等进行监测,针对监测结果,进行分析并进行整改。

(3)新生儿住院期间,发现有疑似感染病例应立即进行隔离,法定传染病转入传染儿科。发现特殊或不明原因感染患儿,要按照传染病管理有关规定实施隔离,并采取相应消毒措施。

第四节　新生儿呼吸机相关性肺炎的防控管理

1. 定义:呼吸机相关性肺炎(Ventilator-Associated Pneumonia,VAP)指患儿经气管插管或气管切开行机械通气48 h后或撤机、拔管后48 h内发生的肺炎,是医院获得性肺炎的主要类型,具有极高的发病率和病死率。患儿一旦发生VAP则易出现脱机困难、呼吸功能受损,甚至引发全身炎性反应、多脏器功能障碍,进而危及患儿生命。

2. 预防VAP的集束化管理策略

(1)加强人员培训,提高工作人员的意识。严格执行消毒隔离制度,包括空气、物品等的消毒,控制人员流动,限制探视家属等。

(2)严格执行手卫生,接触患儿前后彻底洗手。

(3)抬高患儿床头30°。

(4)q2h翻身或根据病情进行翻身。

(5)加强呼吸道的管理,遵医嘱予胸部物理治疗。及时清除口咽部、呼吸道的分泌物,保持呼吸道通畅,做好气道的温湿化。

（6）做好基础护理，口腔护理每日 4～6 次，可选用生理盐水或灭菌注射用水，减少口咽部细菌定植。

（7）严格无菌技术操作（吸痰时戴无菌手套，吸痰管一人一用一丢弃）。

（8）积水杯处于低位，及时倾倒积水杯中冷凝水于专用消毒桶内。

（9）呼吸机管道严格消毒，使用环氧乙烷消毒，3～7天更换管道一次，有污染时及时更换。连接管道时严格执行无菌技术操作。

（10）保持患儿安静，减少烦躁引起的气管导管脱落，遵医嘱使用镇静剂或肌松剂，但应避免深度镇静。

（11）每日评估有无拔管指征，尽早撤机。严格掌握气管插管、呼吸机治疗的适应证，减少使用有创机械通气的时间；采取适应个体的保护性机械通气策略（小潮气量＋高水平 PEEP）；减少二次插管的概率，气管导管进行妥善固定，并定时评估导管是否移位，固定胶布浸湿后及时进行更换。

第五节　新生儿科导管相关血流感染的防控管理

1. 定义：导管相关血流感染（Catheter Related Blood Stream Infection，CRBSI）是指带有血管内导管或者拔除

血管内导管48小时内的患者出现菌血症或真菌血症,并伴有发热(>38℃)、寒战或低血压等感染表现,除血管导管外没有其他明确的感染源。实验室微生物学检查显示:外周静脉血培养细菌或真菌阳性,或者从导管段和外周血培养出相同种类、相同药敏结果的致病菌。

2.新生儿科留置血管内导管的种类及操作资格

(1)新生儿科留置血管内导管的种类:外周留置针、经外周中心静脉置管(PICC)、桡动脉置管、脐静脉置管、脐动脉置管、锁骨下静脉置管等。

(2)取得执业医师资格并经过培训的医师可以进行桡动脉置管、脐静脉置管/脐动脉置管、锁骨下静脉置管等。

(3)所有取得护士执业资格的护士均可进行外周留置针穿刺,具有PICC穿刺资格证的执业护士可进行PICC穿刺。根据国家卫健委2013年发布的《静脉治疗护理技术操作规范》规定:PICC置管操作应由经过PICC专业知识与技能培训、考核合格且有5年及以上临床工作经验的PICC团队完成。

3.CRBSI防控措施

(1)组织学习卫生部《导管相关血流感染预防与控制技术指南》(试行),提高工作人员感染防控的意识,科室制定并规范所有的动静脉置管流程。

(2)严格执行无菌技术操作规程。新生儿科最常见的操作是 PICC 置管,置管时应使用最大无菌屏障,严格执行无菌操作原则。置管人员应当戴帽子、口罩、无菌手套,穿无菌手术衣;置管使用的医疗器械、器具等医疗用品和各种敷料必须达到灭菌水平。

(3)严格执行《医务人员手卫生规范》,认真洗手,戴无菌手套后,尽量避免接触穿刺点皮肤;置管过程中手套污染或破损应当立即更换。

(4)选择合适的静脉置管穿刺点,新生儿 PICC 置管时,应当首选下肢大隐静脉,其次为肘部贵要静脉,尽量避免使用股静脉。

(5)采用卫生行政部门批准的皮肤消毒剂消毒穿刺部位皮肤,自穿刺点由内向外以同心圆方式消毒,消毒范围应当符合置管要求;消毒后皮肤穿刺点应当避免再次接触;两次皮肤消毒待干后,再进行置管操作;患疖肿、湿疹等皮肤病或患感冒、流感等呼吸道疾病,以及携带或感染多重耐药菌的医务人员,在治愈前不应当进行置管操作。

(6)使用无菌透明、透气性好的敷贴覆盖穿刺点并定期更换,PICC 敷贴更换间隔时间为:穿刺后第 1 个 24 h,之后为 1 次/周,如果敷贴出现潮湿、松动、渗血、卷边或可见污染时应当立即更换。

(7)每 24 小时更换输液管路一次,有可疑污染时立即更换。

(8)PICC 置管后,使用 0.5～1 U/ml 肝素液进行常规冲管,预防导管内血栓形成;严格保证输注液体符合无菌条件。

(9)密切观察置管患儿的生命体征及置管部位皮肤情况,怀疑发生导管相关感染或者患儿出现静脉炎、导管故障时,应当及时拔除导管,必要时应当进行导管尖端的微生物培养。

(10)医务人员应当每天对保留导管的必要性进行评估,不需要时应当尽早拔除导管。

第六节　新生儿科多重耐药菌院感防控管理

1. 定义:多重耐药菌(Multidrug－Resistant Organism,MDRO),指对临床使用的三类或三类以上抗菌药物同时呈现耐药的细菌。常见多重耐药菌包括:耐甲氧西林金黄色葡萄球菌(MRSA)、耐万古霉素肠球菌(VRE)、产超广谱 β－内酰胺酶(ESBLs)细菌、耐碳青霉烯类抗菌药物肠杆菌科细菌(CRE)[如产Ⅰ型新德里金属 β－内酰胺酶(NDM－1)或产碳青霉烯酶(KPC)的肠杆菌科细菌]、耐碳青霉烯类抗菌药物鲍曼不动杆菌(CR－AB)、多重耐药/泛耐药铜绿假单胞菌(MDR/PDR－PA)和多重耐药结核分枝杆菌等。

2.多重耐药菌防控措施

1)加强培训:提高医务人员对多重耐药菌医院感染预防与控制的认识,强化多重耐药菌感染危险因素、流行病学以及预防与控制措施。

2)严格执行《医务人员手卫生规范》:"两前三后"必须洗手或使用速干手消毒剂进行手消毒,即接触患儿前、进行无菌技术操作或侵入性操作前、接触患儿后、接触患儿使用的物品/分泌物/排泄物后、接触患儿周围环境后。

3)严格落实《新生儿科隔离制度》:对所有患儿实施标准预防措施,对确定或高度疑似多重耐药菌感染患儿或定植患儿,应当在标准预防的基础上实施接触隔离措施,以预防多重耐药菌传播。《多重耐药菌感染隔离措施落实情况督查表》详见附件。

(1)尽量选择单间隔离,也可以将同类多重耐药菌感染患儿或定植患儿安置在同一房间;隔离房间应当有隔离标识;不宜将多重耐药菌感染或者定植患儿与留置各种管道、有开放伤口或者免疫功能低下的患儿安置在同一房间;多重耐药菌感染或者定植患儿转诊之前应当通知接诊的科室,采取相应隔离措施;没有条件实施单间隔离时,应当进行床旁隔离。

(2)与患儿直接接触的相关医疗器械、器具及物品如听诊器、血压袖带等要专人专用,并及时消毒处理;床旁心电图机等不能专人专用的医疗器械、器具及物品要在每次使用后擦拭消毒。

（3）医务人员对患儿实施诊疗护理操作时,应当将高度疑似或确诊多重耐药菌感染患儿或定植患儿安排在最后进行。接触多重耐药菌感染患儿或定植患儿的伤口、溃烂面、黏膜、血液、体液、引流液、分泌物、排泄物时,应当戴手套,必要时穿隔离衣,完成诊疗护理操作后要及时脱去手套和隔离衣,并进行手卫生。

4）遵守无菌技术操作规程:医务人员应当严格遵守无菌技术操作规程,特别是在实施各种侵入性操作时,应当严格执行无菌技术操作和标准操作规程,避免污染,有效预防多重耐药菌感染。

5）加强清洁和消毒工作:医务人员和患儿频繁接触的物体表面(如心电监护仪、微量输液泵、呼吸机等医疗器械的面板或旋钮表面、听诊器、计算机键盘和鼠标、电话机、门把手、水龙头开关等),采用适宜的消毒剂进行擦拭、消毒;被患儿血液、体液污染时应当立即消毒;出现多重耐药菌感染暴发或者疑似暴发时,应当增加清洁、消毒频次;在多重耐药菌感染患儿或定植患儿诊疗过程中产生的医疗废物,应当按照医疗废物有关规定进行处置和管理。

6）合理使用抗菌药物:严格执行抗菌药物临床使用的基本原则,切实落实抗菌药物的分级管理,正确、合理地实施个体化抗菌药物给药方案。

7)建立和完善对多重耐药菌的监测：对多重耐药菌感染患儿或定植高危患儿要进行监测，及时采集有关标本送检，必要时开展主动筛查，以及时发现、早期诊断多重耐药菌感染患儿和定植患儿。

3. 常见多重耐药菌感染患儿的隔离措施详见表 11-6-1。

表 11-6-1　常见多重耐药菌感染患儿的隔离措施

	耐甲氧西林/苯唑西林的金黄色葡萄球菌	耐万古霉素的金黄色葡萄球菌	其他多重耐药菌
患者安置	单间或同种病原同室隔离	单间隔离	单间或同种病原同室隔离
人员限制	限制,减少人员出入	严格限制,医务人员相对固定,专人诊疗护理	限制,减少人员出入
手部卫生	遵循 WS/T313	严格遵循 WS/T313	遵循 WS/T313
眼、口、鼻防护	近距离操作如吸痰、插管等戴防护镜	近距离操作如吸痰、插管等戴防护镜	近距离操作吸痰、插管等戴防护镜
隔离衣	可能污染工作服时穿隔离衣	应穿一次性隔离衣	可能污染工作服时穿隔离衣
仪器设备	用后应清洁、消毒和/或灭菌	专用,用后应清洁与灭菌	用后应清洁、消毒和/或灭菌
物体表面	每天定期擦拭消毒,擦拭抹布用后消毒	每天定期擦拭消毒,擦拭抹布用后消毒	每天定期擦拭消毒,擦拭抹布用后消毒
终末消毒	床单位消毒	终末消毒	床单位消毒

	耐甲氧西林/苯唑西林的金黄色葡萄球菌	耐万古霉素的金黄色葡萄球菌	其他多重耐药菌
标本运送	密闭容器运送	密闭容器运送	密闭容器运送
生活物品	无特殊处理	清洁、消毒后方可带出	无特殊处理
医疗废物	防渗漏密闭容器运送、利器放入利器盒	双层医疗废物袋,防渗漏密闭容器运送、利器放入利器盒	防渗漏密闭容器运送、利器放入利器盒
解除隔离	临床症状好转或治愈	临床症状好转或治愈连续2次培养阴性	临床症状好转或治愈

第七节 防护等级及隔离防护服穿脱流程

1. 医务人员的分级防护要求

如表11-7-1所示。

表 11-7-1

	防护级别			
	一般防护	一级防护	二级防护	三级防护
使用情况	普通门/急诊、普通病房医务人员	发热门诊与感染科医务人员	进入疑似或确诊经空气传播疾病患者安置地或为患者提供一般诊疗操作	为疑似或确诊患者进行产生气溶胶操作时

		防护级别			
		一般防护	一级防护	二级防护	三级防护
防护用品	外科口罩	＋	＋	＋	－
	医用防护口罩	－	－	＋	＋
	防护面屏或护目镜	－	－	±	＋
	手卫生	＋	＋	＋	＋
	乳胶手套	±	＋	＋	＋
	工作服	＋	＋	＋	＋
	隔离衣	－	＋	±★	－
	防护服	－	－	±★	＋
	工作帽	－	＋	＋	＋
	鞋套	－	－	＋	＋

注:"＋"为应穿戴的防护用品,"－"为不需穿戴的防护用品,"±"为根据工作需要穿戴的防护用品;

"±★"为二级防护级别中,根据医疗机构的实际条件,选择穿戴的防护用品。

2. 感染防控防护服等穿戴标准图文流程

(1)物资准备:N95口罩、一次性帽子、一次性裤套、防护服、鞋套2双、护目镜、面屏、手套3双、一次性手术衣2件、对讲机1套(污染区用)、产房/手术室检验用咽拭子6根(需做好标识)、3M手消毒剂,见图11－7－1。

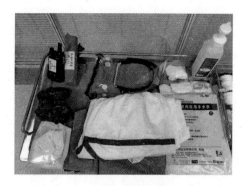

图 11-7-1 防护服穿戴物资准备

(2)穿感染防控防护服流程:见图 11-7-2 至图 11-7-5。

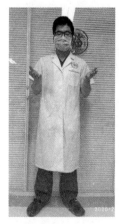 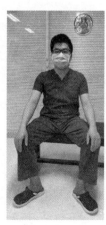 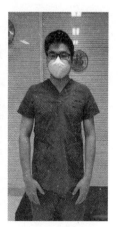

①着标准服装到急诊　　②在准备间脱掉外　　③手卫生后更换口
手术室　　　　　　　　　出服及鞋套　　　　　罩为 N95

图 11-7-2 防护服穿戴流程(一)

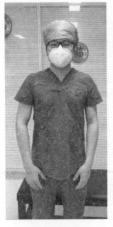

④戴一次性帽子

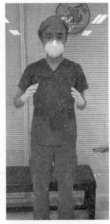

⑤戴第一层手套

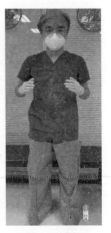

⑥穿一次性裤套

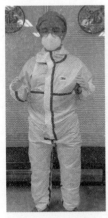

⑦穿防护服

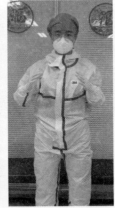

⑧戴第二层手套

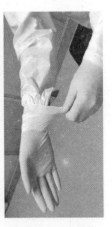

⑨第二层手套压住
袖口

图 11-7-3　防护服穿戴流程(二)

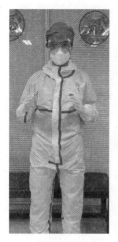 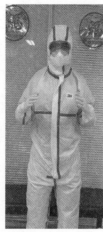 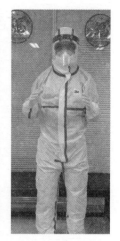

⑩戴护目镜　　　　⑪将防护服帽子带　　⑫佩戴面屏
　　　　　　　　　上

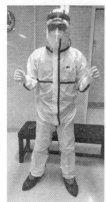 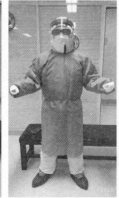 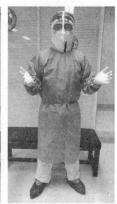

⑬穿鞋套2层（便　⑭喷手后穿一次性手　⑮无菌法戴第三层手
于出手术室脱1　　术衣　　　　　　　套（套住手术衣袖口）
层）

图11-7-4　防护服穿戴流程（三）

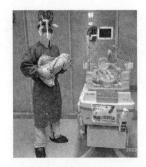

⑯准备转移新生儿

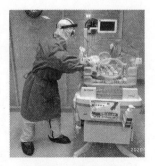

⑰将新生儿放入暖箱

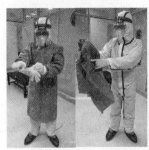

⑱脱外层鞋套,喷手后脱外层手套;喷手后脱一次性手术衣

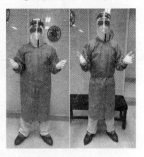

⑲喷手后重新穿一次性手术衣;重新戴第三层手套(套住手术衣袖口)

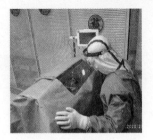

⑳床旁处理新生儿

图 11-7-5　防护服穿戴流程(四)

　　按图 11-7-4⑫中佩戴好面屏后,防护装置即准备完毕,但因需要进入手术室处理新生儿,因此需要按无菌要求着相应穿着,见图 11-7-4 ⑬～⑮。

　　按图 11-7-4⑮准备完毕后进入手术间,按规范处理新生儿,准备转移新生儿;将新生儿抱至通道处,另一工作人员 B 协助打开暖箱门,在不接触暖箱外表面的情况下放入新生儿,B 关闭暖箱门,见图 11-7-5 ⑯～⑰。

　　退出手术室,脱一次性手术衣、手套及外层鞋套(每一步必须喷手进行手卫生),见图 11-7-5 ⑱～⑳。

　　(3)脱感染防控防护服流程:下班脱防护装置,每脱一个物品均需喷手一次,见图 11-7-6 至图 11-7-8 ①～⑭。

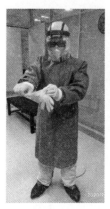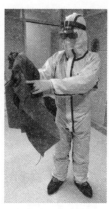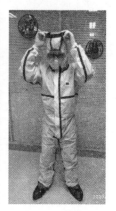

①脱去第三层手套　　②喷手后脱一次性　　③喷手后脱面屏
　　　　　　　　　　　手术衣

图 11-7-6　脱防护服流程(一)

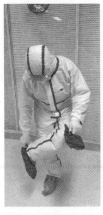

④喷手后脱鞋套，站于靠近清洁处区域

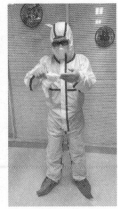

⑤喷手后脱下第二层手套

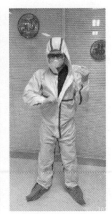

⑥喷手后打开防护服拉链

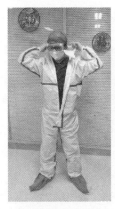

⑦喷手后取下防护服帽子

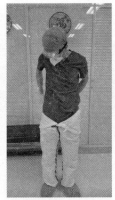

⑧向外翻转，手套尽量只接触内侧面

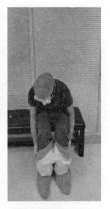

⑨顺着防护服内侧面脱下裤套

图 11-7-7　脱防护服流程（二）

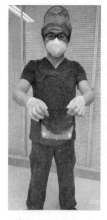

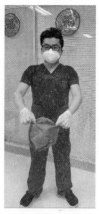

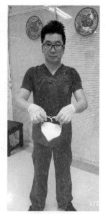

⑩喷手后取下护目镜

⑪喷手后取下帽子

⑫喷手后取下N95口罩

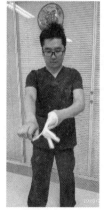

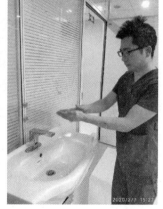

⑬喷手后取下最后一层手套

⑭流动水下洗手,根据情况淋浴后回归普通病房或回家

图 11-7-8 脱防护服流程(三)

附　件

声明：所有附件均为四川大学华西第二医院新生儿科结合本科室临床实际情况自行设计，供广大医务工作者参考，实际使用时可结合实际情况进行修改。

×××××××新生儿科
亚低温治疗护理记录

登记号: _____ 床号: _____ 患儿出生时间: _____ 年 月 日 时 分

方式: 口选择性头部亚低温 口全身亚低温 姓名: _____

观察项目		降温阶段（开始时间: _____） 1~2 h达到治疗的目标温度（选择性头部亚低温肛温34.5~35℃, 全身亚低温肛温33.5~34℃, 每15 min记录一次	维持阶段（开始时间: _____） （每15 min记录一次至达到目标温度1h, 之后每2 h记录一次）
体温	皮肤（℃）		
	肛温（℃）		
肛温探头深度 5cm（黑点处）			
心率（次/分）			
呼吸（次/分）			
SpO$_2$（%）			
血压（mmHg）			
皮肤完好			
体位变动 q2h			
冰帽干燥			
备注			
签名			

××××××××× 新生儿科
亚低温治疗护理记录

方式：选择性头部亚低温 □全身亚低温

姓名：_____ 登记号：_____ 床号：_____ 患儿出生时间：___年___月___日___时___分

观察项目		维持阶段（开始时间：　　　） （每15 min记录一次至达到目标温度后1 h，之后每2 h记录一次）	复温阶段（开始时间：　　　） （人工复温每2h升高肛温0.5℃，每1h记录一次至肛温升至36.5℃）
体温	皮肤（℃）		
	肛温（℃）		
肛温探头深度5cm（黑点处）			
心率（次/分）			
呼吸（次/分）			
SpO₂（%）			
血压（mmHg）			
皮肤完好			
体位变动q2h			
冰帽干燥			
备注			
签名			

217

××××××××新生儿科

危重先天性心脏病筛查

姓名：　　　　　　　登记号：　　　　　　　床号：

筛查时机：出生后>6 小时

首次筛查 日期时间	右上肢 氧饱和度%	下肢 氧饱和度%	PI （右上肢）	PI （下肢）	检查者

该患儿是否存在以下任一情况：□是，需 2~4 小时复查　　　　□否

①任一四肢的氧饱和度值<95%；②上下肢氧饱和度差值>3%

复查 日期时间	右上肢 氧饱和度%	下肢 氧饱和度%	PI （右上肢）	PI （下肢）	检查者

筛查阳性包括：

①复查任一四肢的氧饱和度值<95%或上下肢氧饱和度差值>3%；

②任意一次 PI<0.5

结论：□阳性，建议行心脏超声检查　　　　□阴性

医生签名：

年　　月　　日

××××××××新生儿科
输血护理记录单

姓名＿＿＿＿＿＿＿　　　登记号＿＿＿＿＿＿＿＿　　　床号＿＿＿＿＿＿＿

输血前核对（两名医护人员一起）：

     □核对交叉配血报告 □血袋标签 □血袋无破损渗漏 □血液颜色正常

输血时核对（两名医护人员一起）：

     □姓名　　　□登记号　　　□床号　　　□性别　　　□血型

输血开始时间：　　　年　　月　　日　　时　　分

输血速度：　　ml/h

输入血型：

（□A　□B　□AB　□O）型 Rh（□阳性 □阴性）（□红细胞悬液 □去白细胞悬浮

红细胞 □洗涤红细胞 □其他：　　　　　　　）　共计　　　ml

输血结束时间：　　　年　　月　　日　　时　　分

输血过程中患儿生命体征评估记录

日期 时间	心率 （次/分）	呼吸 （次/分）	氧饱和度 %	血压 （mmHg）	有无输 血反应		签名

（备注：输血开始时、开始15 min记录一次，之后每1 h（据开始时间算）记录

一次，输血结束时及输血结束后4 h评估记录一次。）

输血过程中使用药物：□速尿　　　　mg 静脉推注　　　时间：　　　签名：

         □ 其他：

其他处理（记录格式按时间、患儿情况、处理及处理后评价进行）

            签名：

            年　　月　　日　　时　　分

×××××××新生儿科
换血记录单

姓名 _____ 登记号 _____ 床号 _____ 目前体重 _____

换血方式: □外周同步动静脉换血 □脐静脉切开置管换血

换血前镇静: □未涉及 □苯巴比妥钠_____mg □其他药物及剂量_____

换血前核对(两名医护人员一起):

□交叉配血报告 □血袋标签 □血袋无破损渗漏 □血液颜色正常

换血时核对(两名医护人员一起): □姓名 □登记号 □床号 □性别 □血型

换血开始时间: 年 月 日 时 分

换血速度: _____ml/h

换入血型: (□A □B □AB □O)型,Rh(□阳性 □阴性)(□红细胞悬液 □去白细胞悬浮红细胞 □洗涤红细胞 □其他:)共计 ml

AB型血浆 ml

共计换入: ml **换出:** ml

换血结束时间: 年 月 日 时 分

换血过程中患儿生命体征评估记录

日期时间	心率(次/分)	呼吸(次/分)	氧饱和度%	血压(mmHg)	有无输血反应	入量	出量	签名

(备注:换血开始时、开始15min后记录一次,之后每30min记录,换血结束时及换血结束后4h记录)

换血过程中使用药物:□苯巴比妥钠_____mg 静脉推注 时间: 签名:

□_____ 时间: 签名:

其他处理记录(需要时记录,记录格式按时间、患儿情况、处理及处理后评价进行)

签名:

年 月 日 时 分

××××××××

感染管理督查表

科室：　　　　　　　　　　　　　　　　　督查日期：

督查人员：　　　　　　　　　　　　　　　签收人：

项目	督查内容	督查方法	存在问题
无菌原则	1. 医护人员在进行诊疗、护理等无菌操作时，遵守无菌技术操作规程	抽查 1~2 名医务人员无菌操作	
	2. 各类物品分类规范放置，储存环境温湿度符合要求且有记录。灭菌物品无过期且包装无破损	抽查 4~5 种医疗用品，每种不少于 6 件，累计不少于 30 件	
	3. 无菌物品及容器有开启时间、日期、密闭保存，一经开封使用不得超过 24 小时。干式无菌罐钳有效时间 4 小时，并注明开封日期		
	4. 配置的药品标识清楚，无过期，保存符合要求		
	5. 一次性医疗器械和器具使用应符合国家有关规定，不得重复使用		
	6. 婴儿用品一人一用一灭菌或一人一用一丢弃，奶瓶、奶嘴灭菌，其余配奶器具清洁，配奶时应实施无菌技术操作		
隔离	1. 根据疾病传播途径不同，采取接触隔离、飞沫隔离或空气隔离措施		
	2. 隔离患者的物品应专人专用，定期清洁与消毒，患者出院或转院、死亡后应进行终末消毒	查看记录	
	3. 婴儿沐浴应遵循先非感染患儿，后感染患儿的原则		
	4. 患有皮肤感染疾病或经呼吸道传播疾病的工作人员不得为患儿沐浴		
	5. 各种静脉、肌内注射药品应尽量做到单剂量注射，多剂量无法避免时应确保一人一针一管一用		
	6. 落实预防手术部位感染、呼吸机相关肺炎、中央导管相关血流感染防控措施		
清洁消毒	1. 科室布局合理，清洁区、污染区分区明确，工作流程符合院感要求。病区环境整洁		
	2. 科室环境（空气、物表、地面、冰箱等）清洁消毒符合要求，有记录	查看记录	
	3. 凡人员进入工作区前应严格洗手、更衣、换鞋、戴口罩、帽子。工作人员外出需穿外出衣、换外出鞋		
	4. 各类消毒物品在有效期内		
	5. 呼吸机湿化罐、管路等清洁、消毒、储存符合要求		
	6. 暖箱每日清洁消毒并更换湿化液		

项目	督查内容	督查方法	存在问题
清洁消毒	7. 暖箱一人一用一消毒，同一患儿长期连续使用暖箱时，应每周消毒一次。终末消毒后的备用暖箱放在辅助区，暖箱终末消毒有记录		
	8. 婴儿沐浴用物如护臀霜、沐浴液、滴眼液等应专人专用		
	9. 浴巾、浴垫应一人一用一清洁、消毒，干燥保存		
	10. 体重秤垫应一人一用一更换。沐浴盆套应一人一用一更换。每日工作结束后，对体重秤、沐浴盆、沐浴喷头等进行消毒，干燥保存		
	11. 奶具配专用清洗毛刷、洗涤剂等清洗用品。毛刷应每次用后清洗消毒		
	12. 取用奶粉的勺子应干燥存放，不得存放在奶粉中		
	13. 奶粉应保存于清洁干燥处，开启后注明启用时间，密封存放，并在有效期内使用		
	14. 新生儿使用的被服、衣物等应当保持清洁，每日至少更换一次，污染后及时更换		
	15. 洁具用品清污分开存放，厕所专用。抹布、拖布用后清洗消毒，干燥保存		
手卫生	1. 设施完备：洗手池处配备洗手图、洗手液、干手纸、生活垃圾桶。病区配备快速手消毒剂		
	2. 手卫生方法：工作人员手卫生方法正确，掌握手卫生指征及步骤，掌握洗手或快速手消毒方式的选择		
职业防护	医务人员知晓科内防护用品种类及存放位置	现场抽查医生护士各1名	
整改措施			

×××××××

多重耐药菌感染隔离措施落实情况督查表

姓名_____　　　住院号_____　　　床号_____　　　标本种类_____

诊断_____　　　送检日期_____　　　所携带多重耐药菌种类_____

通知来源	1. 危急值提醒	是□	无□
	2. 院感科电话告知	是□	无□
知晓管理	1. 医护人员知晓	有□	无□
	2. 保洁员知晓	有□	无□
	3. 家属、陪护人员宣教（无家属陪护者不需要）	有□	无□
患者隔离安置	1. 单间隔离	有□	无□
	2. 同种同源集中隔离	有□	无□
	3. 床单元隔离	有□	无□
挂标识、下隔离医嘱	1. 一览表有接触隔离标识，腕带，病历牌有接触隔离标识。患者是呼吸道感染，或者可能发生空气及飞沫传播时应加相应隔离标识	有□	无□
	2. 病床悬挂隔离标识	有□	无□
	3. 下隔离医嘱	有□	无□
手卫生	床旁配备有快速手消毒剂	有□	无□
医务人员防护措施	必要时戴手套、穿隔离衣、戴护目镜	有□	无□
护理、诊疗操作	相对固定人员护理	有□	无□
环境、物表、仪器清洁消毒	1. 患者周围环境、物表和仪器，每日清洁消毒至少两次	有□	无□
	2. 复用器具专人专用，用后立即消毒，有标识	有□	无□
	3. 床单、被套等装双层黄色垃圾袋，做特殊感染标识，送洗衣房	有□	无□
医疗废弃物管理	所有垃圾按感染性废物处理，双层黄色垃圾袋 3/4 满密封转运	有□	无□
病人转科外出检查	通知接诊科室做好防护	有□	无□
合理使用抗菌药物	1. 抗菌药物使用前做"细菌培养"	有□	无□
	2. 根据抗菌药敏谱合理使用抗菌药物	有□	无□
督查评价：措施到位□　　需要完善□　　有待加强□			

督查者：_____

主要参考文献

[1]中华医学会儿科学分会新生儿学组,《中华儿科杂志》编辑委员会. 新生儿机械通气常规[J]. 中华儿科杂志,2015,53(5):327 −330.

[2]中华医学会儿科学分会新生儿学组,《中华儿科杂志》编辑委员会. 新生儿肺动脉高压诊治专家共识[J]. 中华儿科杂志, 2017,55(3):163−168.

[3]中华医学会儿科学分会新生儿学组. 早产儿无创呼吸支持临床应用建议[J]. 中华儿科杂志,2018,56(9):643−647.

[4]邵肖梅,叶鸿瑁,丘小汕. 实用新生儿学[M]. 北京:人民卫生出版社,2019.

[5]马娟,唐仕芳,陈龙,等. 2019 版欧洲呼吸窘迫综合征管理指南更新要点解读[J]. 重庆医学,2020,49(1):1−6.

[6]中华医学会儿科学分会新生儿学组,中华儿科杂志编辑委员会. 早产儿支气管肺发育不良临床管理专家共识[J]. 中华儿科杂志,2020,58(5):358−365.

[7]卫生部新生儿疾病重点实验室,复旦大学附属儿科医院,《中国循证儿科杂志》编辑部,等. 足月儿缺氧缺血性脑病循证治疗指南(2011 标准版)[J]. 中国循证儿科杂志,2011,6(5):327 −335.

[8]中华医学会小儿外科学分会心胸外科学组. 新生儿危重先天性心脏病术前评估中国专家共识(草案)[J]. 中华小儿外科杂

志,2017,38(3):164-169.

[9]中国医师协会神经外科医师分会小儿神经外科专家委员会.
先天性脊柱裂的常见类型及手术对策专家共识[J].中华神经
外科杂志,2016,32(4):331-335.

[10]中华医学会小儿外科分会新生儿外科学组.新生儿坏死性小
肠结肠炎外科手术治疗专家共识[J].中华小儿外科杂志,
2016,37(10):724-728.

[11]中华医学会小儿外科分会新生儿外科学组.先天性食管闭锁
诊断及治疗(专家共识)[J].中华小儿外科杂志,2014,35
(8):623-626.

[12]中华医学会小儿外科学分会肛肠学组、新生儿学组.先天性
巨结肠的诊断及治疗专家共识[J].中华小儿外科杂志,2017,
38(11):805-815.

[13]郑珊.实用新生儿外科学[M].北京:人民卫生出版社,2013.

[14]李茂军,吴青,阳倩,等.新生儿输血治疗的管理:意大利新生
儿输血循证建议简介[J].中华实用儿科临床杂志,2017,32
(14):1063-1066.

[15] New, H. V., Berryman, J., Bolton－Maggs, P. H. B., et
al. Guidelines on Transfusion for Fetuses, Neonates and Older
Children[J]. British Journal of Haematology, 2016, 175(5):
784-828.

[16]彭程,侯新琳.《2018昆士兰产科与新生儿临床指南:新生儿
黄疸》要点介绍[J].中华围产医学杂志,2020,23(4):285
-288.

[17]中国新生儿复苏项目专家组.国际新生儿复苏教程更新及中国实施意见[J].中华围产医学杂志,2018,21(2):73-80.

[18]American Academy of Pediatrics, American Heart Association. Textbook of Neonatal Resuscitation[M].7th Ed. Elk Grove Village:American Academy of Pediatrics,2016.

[19]Wyckoff MH, Aziz K, Escobedo MB, et al. Part 13:neonatal resuscitation:2015 American Heart Association Guidelines Update for Cardiopulmonary Resuscitation and Emergency Cardiovascular Care[J]. Circulation,2015,132(18 Suppl 2):S543-560.

[20]国家呼吸系统疾病临床医学研究中心.儿童呼吸道合胞病毒感染诊断、治疗和预防专家共识[J].中华实用儿科临床杂志,2020,35(4):241-250.

[21]史源.新生儿败血症诊断及治疗专家共识(2019版)解读[J].中华实用儿科临床杂志,2020,35(11):801-804.

[22]国家卫生和计划生育委员会妇幼健康服务司,中国疾病预防控制中心妇幼保健中心.《预防艾滋病、梅毒和乙肝母婴传播工作实施方案(2015年版)》解读[J].中国妇幼卫生杂志,2015,6(6):1-2.

[23]马晓路,杜立中.新生儿暴发性肠道病毒感染的现状和防控策略[J].中华实用儿科临床杂志,2020,35(11):817-819.

[24]国家卫生计生委医院管理研究所.医院感染预防与控制评价规范:WS/T 592—2018[S].中华人民共和国国家卫生健康委员会,2018.

[25]国家卫生计生委医院管理研究所.医院感染管理专业人员培训指南:WS/T 525—2016[S].中华人民共和国国家卫生健康委员会,2016.

[26]中国疾病预防控制中心.医务人员手卫生规范:WS/T 313—2019[S].中华人民共和国国家卫生健康委员会,2019.